片麻痺の人のためのリハビリガイド

感じることで
動きが生まれる

中里瑠美子
Rumiko Nakazato

協同医書出版社

はじめに

　この本を、片麻痺というからだの状態で生活されているすべての方に、そして周りで応援されているすべての方に向けて書こうと思います。

　片麻痺とは、一体どのような状態なのでしょうか？ 単に"片手と片足が使いにくい"というわけではないこと、もっともっと不自由なことは、経験から実感されていることと思います。医師から「片側の脳血管が詰まって（あるいは破れて）、それで神経の一部が死んでしまい、そのために麻痺が起きています」と説明を受けた方も多いと思いますが、それ以上は専門的過ぎるということでそこまでで終わっていることも多いと思います。

　でも、脳の神経の一部が死ぬとどうして麻痺になるのでしょう。神経が死んでしまったのなら、発症の時点から全く変化がなくてもよさそうです。でも、時間が経つと変化します。発症直後よりは良くなっているようです。ならば、その変化はなぜ生じたのでしょうか。そして、どうしてそれ以上はなかなか良くならないのでしょうか。

　30年間以上、病院で働く作業療法士としてリハビリテーションの現場で患者さんの声を聴いてきました。ほとんどの方が希望されることは、言うまでもなく「麻痺を治してほしい」ということです。もう少し具体的に、最も気になっているところを尋ねると、「手が曲がっているのでそれを直したい」「踵がつかなくて足が内側に向いてしまうことを直したい」という2点が多いのですが、手が曲がるのはなぜでしょうか？ 足が内側に向いて踵が浮いてしまうのはなぜでしょうか？ その疑問に答えられた時、患者さんご自身にもできる有効な訓練を提案することができます。それがこの本の目的です。

　そのためにこの本では、「脳の神経の一部が死んだこと」と、「実際にからだの現

場で起きていること」の間をつなぐことをしようと思います。

　脳とからだの関係性をはっきりさせることで、実際の手や足には何も損傷が無いのに動かないのはなぜか、あるいはなんとか動くのだけれど、いざ物を持とうとすると持てないのはなぜか、そんなことの答えを探っていくことになると思います。

　ここで最も大切なことをお伝えしておきます。
　脳の手術や治療自体は医師に任せるしかありません。しかしリハビリテーションは本質的にご本人が行なうものです。なぜなら、まずは自分のからだを感じようとすること、からだが教えてくれることに注意を向けること（「からだの声を聴く」）が何より大切であり、それはご本人にしかできないからです。あくまでご自身が主役であることを忘れないでください。それがなぜかも、そして「麻痺を治す」ことを目指すリハビリテーションとはどのようなものなのかも、きっとお分かりいただけると思います。

　本の流れですが、まずは今の麻痺という状態を理解するために、病前のからだの動きについて考えてみます。なぜ、特に意識しなくても不自由なく、文字通り"思い通りに"からだを動かすことができていたのか？　そのことについて考えてみます。そして、現在片麻痺というからだの状態で動こうとする時に、なぜ不便に感じるのか？　そもそもからだを動かそうとした際に、なぜ思い通りの動きではない動きが出てきてしまうのか（手の指を伸ばそうとしたのに、逆に曲がって握りこんでしまう、あるいは膝を曲げようとしているのに動かないのか、など）？　そこを改めて考えてみます。そして、患者さんご自身が取り組むことのできる訓練について提案しようと思います。

　それでは、ご自分のからだの声を聴くために出発しましょう。

目 次

はじめに

第1章 脳卒中になる前の、脳とからだの関係性 ………… 1
〜リハビリテーションの目標地点

- **自由に動けるとはどういうことなのでしょうか** …………… 1
  - 私たちはいつも「からだの声」を聴いています　1
  - からだと脳はひとつながりの「システム」です　2
  - 「身体感覚」というからだの声が、自分の状態や外の世界を教えてくれます　4
  - 「注意」の力が、その時その場の意図を適切に実現させます　7
  - 脳のリハーサル（予測）は本番さながらです　8
  - 脳も、それ自体がシステムです　10
  - からだもまた、システムです　14
  - 脳の中にも「からだ」があります　15
  - 「言葉」は感覚や動きともつながっています　18
  - 多様な感覚は一つになり、一つの感覚は多様に広がります　21
  - 道具はからだから脳に入り、からだは道具の先まで広がります　24

- **脳はいつでも「学習」しています** …………… 27
  - 日々学習、日々アップデートです〜良いことばかりとは限らない　27
  - 学習を左右するのは意識の向け方です〜「志向性」が大事　29
  - 脳は「痛み」も学習します〜からだの声を聴き間違えることも　30
  - 脳で創られる情報は、とってもプライベート〜「私」であること　33

第2章 脳卒中で傷ついた、脳とからだの関係性 ………… 37
〜リハビリテーションで考慮すべきこと

- **傷ついた脳が脳自身を守るための戦略〜ネットワークの応急手当とその影響** …… 37
  - 生きるための、機能の停止〜こちらが傷つけばあちらも停滞　37
  - 「させない」ことは二の次〜自然に強まる「反射」の動き　40
  - 脳の学習方針は「楽」で「手っ取り早い」こと〜「私」にとっては都合が悪い　42

第3章 片麻痺のリハビリテーションの基本ルール ……… 45

■ 感じることが自分にとって都合の良い動きを創ります ……… 45
 「患者さんに守っていただきたい、ささやかなルール」　48
 ご家族に協力していただきたい、いくつかのこと　51

第4章 生活の中でできること
～思い通りに動くからだを創るために ……… 55

■ 自分でできる練習の提案　55
 ● STEP1　からだ全体の点検をしてみましょう　57
 ● STEP2　歩くための準備をしましょう～動きの基礎を創るために　65
  練習1：仰向けに寝た状態で、できること　68
  練習2：座った状態で、できること　71
 ● STEP3　手（上肢）を使う準備をしましょう～自分の手を取り戻すために　79
  練習1：手のイメージを創りましょう　85
  練習2：手の存在感を感じましょう　89
  練習3：何かを触って、それを感じてみましょう　91
  練習4：関節を動かして、動きを感じてみましょう　96
■ 自分の文化としてのからだの動き ……… 98

おわりに

第1章

脳卒中になる前の、脳とからだの関係性
～リハビリテーションの目標地点

自由に動けるとはどういうことなのでしょうか

私たちはいつも「からだの声」を聴いています

"からだの声を聴く"とは、どういうことなのかご説明します。

私たちは、日頃無意識にからだの声を聴いて生活しています。そしてその声に応えるように行為が創られます。

例えば、ある朝起きたら胃が重く感じられたとします。振り返ると昨夜食べ過ぎてしまったことが思い当たります。そこで、朝食は抜いてお茶だけにして胃を休めることにするかもしれません。つまり、胃の声を聴き、それに合うように行為を創ったということです。前日歩き過ぎてしまいふくらはぎや太ももが筋肉痛を起こして痛い、そして足部は少しむくんでいる、という状態であれば、その日は一日静かにするとか、湿布を貼るとか、お風呂に入って揉むなどの行為を生むでしょう。外食が続いて肉や魚ばかり取っていると、無性に野菜や果物が食べたくなるといったことも同様です。意識はしないけれども、から

第1章
脳卒中になる前の、脳とからだの関係性
〜リハビリテーションの目標地点

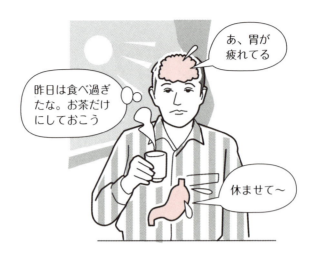

からだの声を聴いて次の行為を創っています。

だからの声を聴いて、足りない栄養素を補充したくなるのでしょう。

このようなことと同じことが、実はからだの動きを創る際にも行なわれているのです。上記でいえば、飲んだり貼ったり食べたり、（お茶を入れたり、湿布のシールをはがしたり、野菜を洗ったりというあらゆる場面で）思い通りに動けるのは、実は私たちが、からだの声を聴いているからなのです。

からだと脳はひとつながりの「システム」です

では、この"からだの声を聴き、それに応えるような行為が創られる"ことの実態を考えてみましょう。

からだは脳とつながり、この両者のやり取りによって、心の動きが生まれたりからだの動き（運動）が起きたりすることが分かっています。

例えば布を触って「すべすべする」と感じたり、床が濡れていて「滑りそうになった」とします。これは、見ただけでは分からなくても、からだが動いて触ったり歩いたりしたことで得た情報から、脳がそう意味づけた（判断した）ということです。そして、「気持ちいいからもう一回触りたい」とか「怖いから

第1章
脳卒中になる前の、脳とからだの関係性
～リハビリテーションの目標地点

ゆっくり歩こう」というような感情や行為が瞬時に生まれます。もしこれが「ちくちくする」ものだったり「埋もれやすい」砂地だったりすれば、気持ちも行為も別のものになるでしょう。

つまりからだと脳はつながって互いに関係しあい影響しあっており、一つのシステムを構成しているのです。そしてそのシステムであらゆる物や人との関係性を創っています。脳卒中などで脳に変化が生じるとからだも変化しますが、ケガなどで生じたからだの変化もまた脳の働きを変えます（例えば手首を骨折した場合、損傷した手首の周辺だけでなく脳機能も変質することが、最近の研究で分かっています）。そしてその変化がまた次の変化を生むのです。

そして**システムであるということは、そのほんの一部が変化しただけで、全体のありようが変わる**ということです。

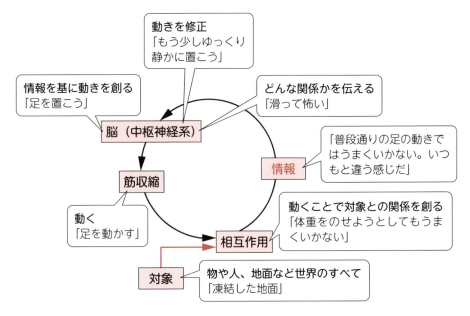

身体と環境との相互作用
何かを知るために運動が創られ、その運動が身体外のものを感じて、その情報を基に新たな運動が創られます。私たちは、ずっとこの環を回し続けているのです。この図では、凍結した道を歩くために足を振り出すという動作を例にしています。
(Perfetti C, 他：認知運動療法－運動機能再教育の新しいパラダイム. p.9, 協同医書出版社, 1998に加筆)

このようなシステムの変化をもたらすのは、病気やケガに限りません。普通の日々を送っていても、毎日行なわれるたくさんの生活行為によって、あるいは新しい体験によって、無意識のうちに学習（詳しいことは後で説明します）が起き、その結果変わり続けているのです。つまり、**様々な経験による学習が、脳を変え、脳とからだのつながりのありようをも変えていくのです**。一般的に"慣れる"とか何かが"上手になる技術"という言葉で表わされているのは、この変化が希望通りの方向に進んだ時のことなのです。

　生まれた時は誰でも、歩いたり話したり道具を使ったりはできません。日々試行錯誤しながら経験を重ねることで、やがてできるようになります。発達もまた私たちのからだと脳の変化であり一連の学習です。

　そして、大人になっても、また脳の神経が一部傷ついても、私たちには学ぶ力があるということが分かっています。脳とからだのつながりのありようは、年齢にかかわらず変えていけるのです。肝心なのは、傷ついた脳がどんなふうに学べば、希望通りの方向に変化を進められるか、です。

　そのためには「からだの声を聴く」ことが大切です。

「身体感覚」というからだの声が、自分の状態や外の世界を教えてくれます

　「からだの声」とは、脳が日常で様々な判断をするためにからだから受け取る情報のことです。

　からだからの声は"感覚"という信号が「感覚神経」という道を通って脳に入力され、脳がそれらの信号を処理することで届きます。

　感覚にはたくさんの種類があります。

　一般に五感と言われますがそのうちの四つは視覚、聴覚、嗅覚、味覚です（それぞれ目、耳、鼻、口〔の中や舌〕のように身体の決まったところで感じる感覚です）。もう一つは触覚ですが、私たちの自由な動きの仕組みを理解するために、触覚に限らず、全身からの様々な声を届ける身体感覚と理解してください。

第1章
脳卒中になる前の、脳とからだの関係性
～リハビリテーションの目標地点

　私たちは常にいろいろな身体感覚を感じながら生活しています。

　例えばこの本を麻痺側でない方（例えば右片麻痺なら左手ということ）の手の平にのせてみてください。目をつぶっても持っていることが分かると思います。それは、本に触っている感触や重み（下に押される圧）を感じているからです。それだけではありません。感触から表紙の硬さや質感（ツルツルしているなど）も分かるでしょう。重さの感覚からどれほどの重みなのかも分かります。そして、上手にバランスを保ちながら持ち続けることも、目の前のテーブルにそっと置くことも、肩や肘の感覚を利用して、容易にできます。

　このように身体感覚には、触っている何かを感じて伝える触覚、押されている圧を感じる圧覚、触った物の温度を感じる温度覚、からだが動いているかどうかを伝える運動覚、関節の動きを伝える関節覚、筋肉が縮んだり伸ばされたりする感じを伝える筋感覚、重みを感じる重量覚、振動を伝える振動覚など、

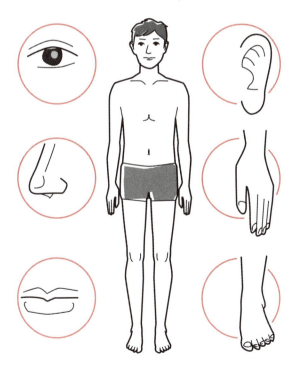

動くためには、からだからの様々な情報が必要です。

第1章
脳卒中になる前の、脳とからだの関係性
～リハビリテーションの目標地点

たくさんの種類があります。脳はそれらの感覚情報を一つにまとめて意味づけるという処理をして、その時に最適な運動の設計図を創ります。その設計図に基づいた運動の指令が「運動神経」という道を通って、からだの現場（筋肉や関節）に届くのです。そして、指令通りに筋肉や関節が動いたり何かを触った感覚の信号が脳に届き、次の運動の設計図が創られるのです。

このようにして私たちは、常時たくさんの情報を処理して思い通りに動くという、相当複雑なことを楽々とやってのけています。例えばポケットの中から特定のものだけ（自転車の鍵というような）を取り出すことができますが、これは、視覚の情報を使わないで身体感覚だけで物を探すということです。また、目線は居間で遊んでいる子供の方に向けられていても、手はハンバーグを成形するというようなことができます。この場合は、視覚情報で子供の様子を把握しつつ、身体感覚でひき肉を扱うという、同時に複数の処理をこなしているということになります。

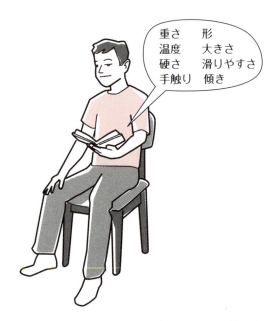

何を感じようとするかで注意の向け方が変わり、脳の働き方が変わります。

視覚や聴覚、味覚などのほかに、多種多様の身体感覚があるのは、ヒトが動く時には、これら多くの**からだからの情報が必要**だからです。

そして、それら多くの情報を適切に使うためには、脳が担う「注意」という能力と、これまでの経験の積み重ねで自然と行なっている「予測」という働きが大切です。

「注意」の力が、その時その場の意図を適切に実現させます

ここで言う注意とは一般的に使われる意味ではなく、たくさんの感覚の信号の中から、今必要な信号と必要ではない信号を区別する脳の能力のことを指します。

例えば、ポケットの中の鍵を探している際のことを取り上げてみます。その時、注意を向けるのは手指からの情報であっても、手指以外のからだ全体からも、実は多くの感覚信号が脳に届いています。皮膚で接している洋服の質感、足の裏に感じる地面の硬さや凸凹や傾き、からだの重みがかかっている感じ、背中のリュックの感触や重みなどのからだの様々な部位からの信号、さらに目の前にある様々な物を映している目からの信号、周りから聞こえてくる雑多な音や声という耳からの信号、近くの店から漂うコーヒーの香りという鼻からの信号、などなど実に多くの信号が脳に伝わってくるのです。しかし実際には、それらの信号の多くは、脳の入り口で"次の領域に送られない信号"として処理されます（もちろん実際には立っていたり聞こえていたりするので、特に意識に上らないという意味です）。鍵を探すのに必要な信号だけが選ばれて、脳の入り口から次の脳領域に送られて処理されていくのです。この時、適切な信号の選択を担っているのが注意機能という能力なのです。注意機能によって、脳の入り口で次に送って処理していく信号の取捨選択が適切になされているからこそ、脳は混乱しないですむのです。

このように、私たちは常日頃、自分の今の意図に合わせて必要なからだの声

第1章
脳卒中になる前の、脳とからだの関係性
～リハビリテーションの目標地点

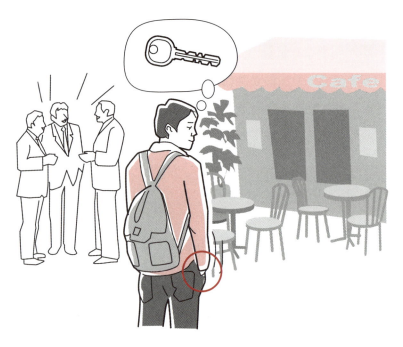

必要な情報だけに注意を向けることができます。

だけを聴くことで、最適な運動の設計図を創り、スムーズに動けているのです。

脳のリハーサル（予測）は本番さながらです

　もう一つ大切な「予測」ということについても簡単に触れておきます。
　「ポケットの中の鍵を探す」のに「鍵を探すのに必要な信号だけが選ばれる」と言いました。これは「鍵」がどのような物か（形・硬さ・厚み・大きさ・材質・重さ）を知っているからできることです。ポケットの中を探すには、そのポケットの位置に合わせて手を適切な向きと大きさにして入れることができ、ポケットの大きさや強度に合わせた探り方ができるということでもあります（手の平を広げたままで入れようとしたり、力いっぱいかき回したりはしません）。鍵を探そうと思った時には既に探る方法も探り当てた結果も分かっている、つまり動き方の予測、動いた結果の予測を立てているのです。そしてその予測は

第1章
脳卒中になる前の、脳とからだの関係性
～リハビリテーションの目標地点

これまでの経験によっています。

　道を歩く時でも、段差があれば足の出し方を変えますし、人とぶつからないように体をひねったり歩くテンポを変えたりします。それも経験から自分はどうすればよいか知っているからです。

　このように私たちは、日常生活においてほぼすべて経験に基づく予測をもって動いています。予測が外れた時も（例えばもう一つ階段があると思っていたらなかったとか、重そうだと思って持った箱が空だったとか）、一瞬驚きますが、多くの場合、直ちにその状況に合わせて修正することができます。だからスムーズに動け、毎日ケガもせずに過ごせるのです。

　ここまでで言えることは、リハビリテーションにおいても意図（目的）に応じて「身体感覚」に「注意」を払い「予測」を立てることが重要になるという

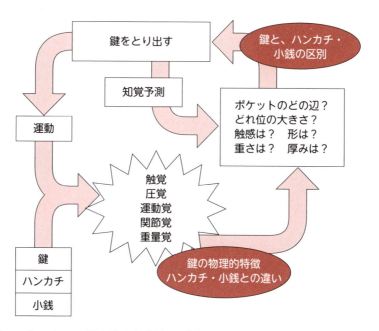

情報は、あるものの物理的な特徴を、感覚の意味に当てはめ、他の物と区別して創ります。
（宮本省三：片麻痺―バビンスキーからペルフェッティへ. p.279, 協同医書出版社, 2014を参考に作成）

こと、そしてそれには経験が大きな役割を果たすということです。

脳も、それ自体がシステムです

　ではここで、脳についてごく簡単に、大づかみにご説明します。からだに大きく分けて手足・胴・頭などの名称があるように、脳にも大きな区分があります。

　脳は両手のこぶしを合わせたぐらいの大きさであり、左右二つの大脳があります。二つの大脳は互いに連絡を持ち働いていますが、運動を創ることに関していえば主に左脳と右半身、右脳と左半身が密接に関わっています。表面は大脳皮質と呼ばれ、働きの特質によっていくつかに分けられています。

　前の方は前頭葉といって理性や情動などをコントロールして、その場の雰囲気を読んだり他人の気持ちを推し量ったりし、非常に高いレベルの精神活動の中心であり、また何かをしようと思った時にその意図を創ったりする領域であり、そして言葉を創るうえでも重要な領域です。

　上の方は頭頂葉と呼ばれ、からだから来る身体感覚の信号はここで処理されて、それぞれ次の領域に送られていきます。方向や位置などの空間の認識も中心的に担っています。

　横は側頭葉と呼ばれ、後ろの方の後頭葉と共に形を認識したり、前頭葉と共に、社会生活の中で他人の立場に立って自分の言動を決めたりするような時に活発に使われます。また聴覚の信号を処理したり、言葉を理解するためにも使われます。

　そして後ろの方は後頭葉と呼ばれ、主に視覚からの信号を受けて処理する部位です。

　これら大脳の表面の深部には白質と呼ばれる領域や、さらに大脳の下に小脳や脳幹と呼ばれる部位が続きます。白質そのものは神経細胞からの伝導路の集まりですが、その働きはまだはっきりとは分かっていません。

第1章
脳卒中になる前の、脳とからだの関係性
～リハビリテーションの目標地点

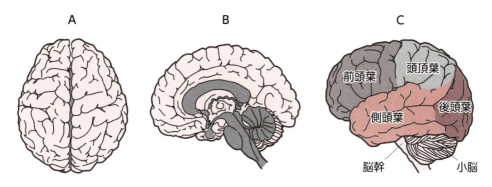

A 脳を上から見たところ。左右二つの大脳半球がくっついています。
B 右半球の内側。左側とはグレーの部分でつながっています。
C 大脳の表面は大きく4つの部分に分けられています。

脳には膨大な数の神経細胞があり、それが複雑なネットワーク（神経回路）をつくっています。

　小脳はこれから行なおうとする運動のリハーサル（設計図通りにからだが動いた結果、こんな感覚の信号が返ってくるはずという予測を立てて、目的が正確に達成できるように、その設計図を修正すること）や、複雑な運動（例えば物を移動する際に、移動させる順番やタイミングなどが決められているような動き）、そして新しい動きを学ぶ際にも重要な働きをすることが分かっています。新しい動きは、小脳をフル活用して学習しますが、いったん獲得されると小脳はあまり関与しなくなります。
　そして脳幹部は呼吸や体温調節、食べたり飲んだりすることなど生存するための最も基本的な部分を担っています。
　厳密には左右の大脳で働きは少し違います。例えば（右利きの場合ですが）、言葉の中枢は基本的には左の脳にあります。しかしここでは、大づかみに理解していただければよいので、脳には得意とする働きによって分けられた領域があるということだけをお伝えしておきます。

　ところでこう書くと、なにかそれぞれの領域が特定の働きを担当しているよ

第1章
脳卒中になる前の、脳とからだの関係性
～リハビリテーションの目標地点

うに感じるかもしれませんが、そうではありません。からだと脳は全体で一つのシステムだとお話しましたが、脳も一つのシステムであり、多くの部位が複雑に関係性を持ち、そのつど最適なネットワークを創りながら働いています。つまり、それぞれ得意とする特定の働きがあっても、その領域だけの働きで何かができるということはないのです。

　そのことを、例えば目の前にあるカップを持ってお茶を飲もうとした時のことを例にとって、簡単に説明してみます（以下の流れは特に意識することなく自然に進みます）。

　まず「お茶を飲もう」という意図があり、「手を伸ばしてカップを持つ」という命令が前頭葉から出されます。目から入った視覚の信号は後頭葉で処理され、頭頂葉と側頭葉に分けられて送られます。すると頭頂葉ではカップの方向を、側頭葉ではカップの形を認識します。

　「お茶を飲もうと思ってカップを見る」だけで前頭葉、頭頂葉、側頭葉、後頭葉、つまり脳の皮質（表面部分）全体が関わっていることが分かります。そしてそれぞれの担当領域が協力して適切な運動の設計図を創ります。

　カップと自分の距離から、肘を伸ばせば届くのか、あるいは肩から動かさないと届かないのか、または腰から前に出る必要があるのか、などの判断と共にその場合における最適な運動の設計図を創るのです。もちろんカップの形や大きさや入っているお茶の重さなども計算して、手の形をつくり、動くスピードも計算してどれくらいの力をどのくらいの速さで出したらよいかという筋出力の調整を行なっていきます。

　そして出来上がった設計図を基に、大脳と小脳の間でリハーサルが行なわれ、実際にカップを取り上げた際に戻ってくるであろう身体感覚を予測します（これを運動イメージと呼んでいます）。

　そして最後に、その設計図は運動神経を通って、からだの現場つまり肩や手や足の関節や筋肉に届き、実際の運動が生まれます。

　そして運動が起きた際に、触覚や関節覚や運動覚や筋感覚などが、感覚神経

を通って脳に戻り、あらかじめ予測されていた感覚と照らし合わされて、一致したことを確認しているのです。たいていの場合は一致しますから、特に何も驚かないのですが、稀に予測と一致しないこともあります。思った以上にカップが重たいあるいは軽いといった間違いが起きたり、温かいと予測していたのに冷たかったなどの場合ですが、そのような時には「あれ？」という驚きと共に一瞬運動が止まったりします。ですが脳は、そのような報告を受けて一瞬混乱しても、直ちに修正案を創り、新しい設計図を創り直していくことができるのです。

　カップの場所や、大きさ、重さ、形などの「物」の情報だけでなく、その時

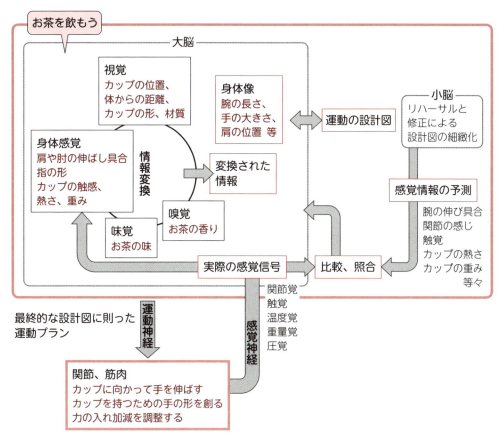

お茶を飲もうと思うと、このようなやりとりが行なわれます。

の状況や気分によっても持ち方や姿勢も変わるように、脳は自在にネットワークを創って働きます。これができて私たちは"思い通りに動く"ことができるといえます。

からだもまた、システムです

　脳には「それぞれ得意とする特定の働きがあっても、その領域だけの働きで何かができるということはない」と言いましたが、それはからだでも同じです。"思い通りに動く"ためには、手や足を支えている"見た目には動いていないからだの部位"の働きが必要です。

　例えば椅子に座った状態で手を伸ばしてカップを取ろうとする際には、上記のような直接目的を達成する腕や手指の動きと共に、それを支えている肩や胴体、座位を保っている下肢が必要です。意外かもしれませんが、例えば肩を動かすためには骨盤の働きも大切です。ここが突っ張っていないで、ゆるく動かせる必要があります。なぜなら肩の筋肉の一部は骨盤に付いていて背中を創っており、ここが突っ張っていれば腕を動かしたり力を抜いたりすることができないからなのです。

　そして手を伸ばせば、厳密に言うと、からだの重心（体重がかかっている中心線）はその重みの分だけ前に移動しますので、そのままでは前に倒れてしまうはずですが、実際にはそうなりません。それは、手を前に伸ばそうとした時、肩を動かす筋肉が働き始めるよりも先に、そうなった時の重心移動を予測して、あらかじめその分だけ後方に重心を寄せておくために背中の筋肉をちょうどいいぐらい働かせておくという、うまい仕組みがあるからなのです。こんなふうに、**動く時には必ず意識に上らない動き、"自然に"行っている全身の関わりがあります**。

　このような良くできたシステムのお蔭で、私たちは前に倒れることもなく手を伸ばすことができるのです。つまりバランスを取っているというということ

第1章
脳卒中になる前の、脳とからだの関係性
～リハビリテーションの目標地点

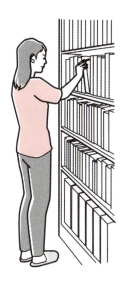

手を動かすにも、全身の関係性が必要です。

です（もちろん脚や足部も関係をとりながら欠かせない役割を担っています）。からだを動かす運動システムは、本当に良くできているものですね。

　ですからリハビリテーションでは、脳もからだもそれぞれがシステムであり、同時に脳とからだも一体のシステムと捉え、その中でからだの何がどのような役割をどんな場合に果たしているか、それを果たすには何が必要かを考えていきます。つまり、手足が動かないからといって手足を動かす練習をしても不十分なのです。その手足を動かすための**からだ全体の関係性を創る**ような練習が必要になってくるのです。

脳の中にも「からだ」があります

　さて、先ほどの「カップを取る」例で、カップと手の距離から、肘だけで届くのか肩も動かすのかを決定するとお話しましたが、自分の手の長さや届く範囲、そしてカップまでの長さを測っていないのに、なぜ的確な判断ができるの

第1章
脳卒中になる前の、脳とからだの関係性
〜リハビリテーションの目標地点

か、不思議ではありませんか？

　実は、運動の設計図は、脳の中にある**身体像**を基に創られているのです。身体像とは「からだの地図」のようなもので、そこにはからだのあらゆるデータが書き込まれているようなものなのです。頭が上にあり、その下に胴体、腕や脚は左右につき、からだは真ん中の線（正中線）を中心に左右対称形になっている、胸の裏には背中が、お腹の裏には腰やお尻があるとか、脚も例えば膝頭の裏には膝のくぼみがあるなどのからだの構造や、胴体に近い順に肩―二の腕―肘―前腕―手首―手（股―太もも―膝―すね・ふくらはぎ―足首―足）がついている、などというからだの各部位の位置関係なども含まれています。

　そしてそれぞれの関節の形によって、それらの位置関係がどのように変わるかも分かりますし、今自分がどんな姿勢でいるのかも分かります。

　またその形が前後左右上下という空間座標の中ではどうなっているのかも、見ないで分かります。例えば"バイバイ"と右手を振った際に、自分の全身の形も分かるし、振った右手が自分にとってどの空間（右上とかやや前方の右上など）にあるのかも分かります。

　また身体像には、からだの各部位の形やそれぞれの長さ太さ厚み重さなども書き込まれているため、からだと周りの物や空間との関係性も計算することができるのです。そのため、目の前のカップをスムーズに取ることもできるし、腰回りが何センチメートルか知らなくても、自分にとって狭い通路では自然にからだを横にして歩いたりします。

　そしてこのような**身体像**は、日々の新しい経験で培われ、変化し続けています。この"新しい経験"とは、例えば初めてピアノを弾いた、などというドラマチックな経験だけではありません。毎日行なっているような普通の経験でも、日々新しいものになっているのです。仕事や家事や育児、趣味といった様々な活動による運動の繰り返しや、例えば雑誌で見たモデルの姿勢を真似しようとして歩くといった経験、新しい靴に馴染んでいく経験、今までと違う太さや重さのボールペンを使うようになった経験、雨の中を歩く経験、たまたま

第1章
脳卒中になる前の、脳とからだの関係性
～リハビリテーションの目標地点

工事中だったのでいつもと違う道を歩いた経験、そんな当たり前の経験の数々が、身体像を少しずつ変えていきます。

　同時に、ヒトは老化という生理的変化もあり、それによる様々な変化も加わります。老眼や難聴といった視覚、聴覚の変化の他に、少しずつ筋肉の量が減少したり、関節軟骨がすり減ったり、身体感覚の識別の感度も鈍くなっていきます。心臓や肺活量など内臓の働きも含め、意識しないところで、からだは毎日変化し続けているのです。しかし私たちは何も感じません。例えば5年前は、この階段駆け上がれたとか体重が今よりずっと軽かったなどという変化は分かると思いますが、ここで言う"感じない変化"とは、からだの変化の実感のことを言います。階段を駆け上がれたとか体重が軽かったということは、客観的な事実の記憶ですから、それらについては現在と比較ができるのですが、5年前と比べてどれほど動きが重くなっているのか、とか階段を駆け上がった際の苦しさの度合いなどを、実感として感じ取ることは、はっきりとはできません。5年前と今日のからだの違いを実感することは難しいでしょう。それは、身体像が今現在のからだに合うように刻々とアップデートされ続けている

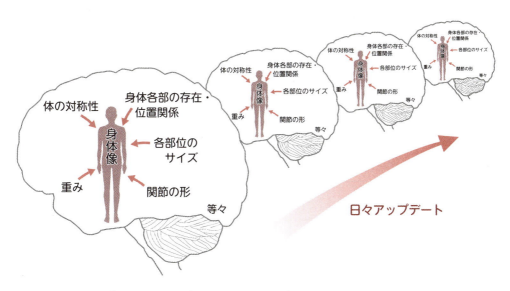

毎日の生活を通して、脳はアップデートされ続けます。

からであり、このアップデートとは変化する前のデータが基本的に書き換わるということです。つまり上書きされた今のデータしかないので、実感として違いを感じることができないのです。

　動くためには身体がなければなりませんが、片麻痺の方の場合、外から見た身体はどこも欠けていないのに、ご本人には自分の身体（の一部）が感じられない（「肘が無い」「お尻の肉が無い」「膝から下が無い」などと言われます）ことはとても多いのです。つまり脳の中にある「身体」には一部が無い、あるいは変質した状態になっている（「麻痺側の足がすごく大きく感じる」「麻痺側の半身が短く感じる」などの声を聞きます）ということになり、「無い」身体ならば自由に動かせるはずもありません。

　これは、適切な運動の設計図に欠かせない「脳の中の身体」がそのように変質していることを意味しています。ですからリハビリテーションでは**「身体像」という脳の中のからだづくり**が大きな目標となります。

「言葉」は感覚や動きともつながっています

　そしてもう一つ重要なものは、言葉です。言葉というと、声に出して言うものを思い浮かべますが、ここで言う言葉とは、脳の中で創られる言葉の素といえる「内言語」と呼ばれるものです。これはからだに生じた様々な変化をどう感じるのか、そしてそれが自分にとってはどんな経験になっているのか、という感情や思考の素であり、それを表現するのが一般的に言われている「言葉」ということになります。

　内言語も運動の設計図を創る際に利用されます。例えば、ある布地を触った時に、過去の経験から、その感触が「大好きだったぬいぐるみに似ている」と感じ（内言語）、「なつかしい感じ、大好き、気持ちいい」という感情を生じさせると同時に、やさしい柔らかい動きで触ったり、指先だけでなく手の平全体

第1章
脳卒中になる前の、脳とからだの関係性
〜リハビリテーションの目標地点

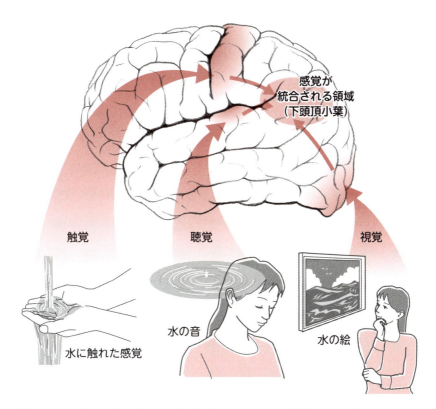

概念やことばは、脳の中で五感が統合されることで形成されます。
脳には、触覚・視覚・聴覚・嗅覚・味覚という「五感」を統合し、概念や言語を形成する機能を担う領域があります。図は「水」の概念が形成される様子を示したもので、水に触れた触覚的経験、水の音を聞いた聴覚的経験、水の絵や実際の川や海の風景を見た経験、さらには水の匂いや水の味といった嗅覚的経験や味覚的経験も統合されます。ヒトの脳ではこの領域の働きのおかげで、様々な感覚に脳の中で置き換えることができます。
（森岡周，他：脳を学ぶ3—アンサンブル・グループ「ブーケ・デ・トン」との対話．p.89，協同医書出版社，2011より説明文とも．一部改変）

で、さらにそれを頬に持って行くなどの動きを生む設計図に発展していくのです。

　言葉は"概念"を創りだし、経験を記憶にとどめたり思い出したりする際にも重要です。例えば"水"という言葉から、私たちは、それを触れた際の質感や、水の音や水のある風景の視覚的イメージ、そして喉が渇いた時に飲む水

第1章
脳卒中になる前の、脳とからだの関係性
～リハビリテーションの目標地点

のおいしさ、あるいは冬の寒い日に雨に濡れて不愉快な思いをした時の感覚などが、瞬時に湧き上がってきます。それが「水」なのです。様々な経験の積み重ねが脳では意味のネットワークを形作っていますが、それを束ねているのが言葉だと言ってもよいでしょう。ですから言葉を考え使うことは、脳全体を活動させます。

　例えば"柔らかい"という言葉から、私たちは多くのイメージを創ることができます。ふわふわの布団や風になびくリボンなどの物質的なことから、バレリーナのしなるような体の動きや、色彩（柔らかな色彩のパステル画、などと表現しますね）や音楽（子守唄やセレナーデは柔らかい旋律と言えるでしょう）、人の表情や声音まで、様々な"柔らかい"イメージを創ることができます。

　一般に、何か新しいことを練習する時に、「～のような感じで」とか「～をイメージして」などと言われることがよくあります。麻痺という状態にあって、例えば触った布の「柔らかさ」が今は感じられなくても、その人の経験（記憶）にある柔らかさを思い出してイメージすることはリハビリテーションでもとても有効な手段になります。ご本人の言葉が何を意味するのかをセラピストと一

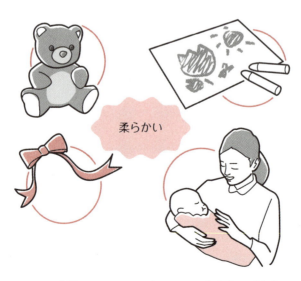

一つの言葉からいろいろなイメージが浮かびます。

緒に考え、練習を重ねると、からだが変わると共に言葉も変わってきます。実際の例を紹介しましょう。

　ある片麻痺の患者さんと足裏で触った床の感触について考えていました。患者さんは、感覚麻痺があるために「何も触っていない感じがします」と言いながら、感じようとしてとても強い力で懸命に床を踏み込んでいました。すると足首が下に向かって曲がって足裏は内側にひっくり返り、余計に床に触れなくなっているのです。しかし患者さんにはそのようなことが起きていることが感じられていませんでした。
　そこで、「今はうまく感じられないかもしれませんが、過去例えば子供の時とかで、何か足の裏に感じた印象的な記憶とかありませんか？」と尋ねてみました。すると「ああ、子供の頃田舎だったからよく川に入って遊んだんだけど、川底を踏み込むと指の間からにゅるっと泥が出てくるんだよ。それは思い出すなあ」。と、足裏に感じる感覚をイメージすることができました。そこで、そのような時はどんなふうに足を着くのか思い出してもらうと、「泥がにゅるっと出てくるから、足の指を開いてそっと足裏全体を置くようにするんだよ」と話してくれました。
　「そんなイメージで床を探ってみることはできそうですか？」と促すと、驚くほど柔らかく足裏全体を接触させることができました。そして「あ、感触ははっきりしませんが、冷たい硬い感じが分かりました」と、答えてくれました。
　その患者さんは、「そうか、感じようとしたら、そっと触らないといけないよな」と気がつき、過去の経験から行為の質感をイメージすることで、からだの動きそのものを変えることができたということなのでしょう。

多様な感覚は一つになり、一つの感覚は多様に広がります

　一つの言葉から様々な意味が想起されるということは、脳の中で、ある一つ

第1章
脳卒中になる前の、脳とからだの関係性
～リハビリテーションの目標地点

のものを特定することが、別々の感覚信号からできることにもつながります。例えばバナナというものは、目で見ても食べても匂いからでも触った感覚でも、どの感覚信号からでも、その物体がバナナであるということが特定されます。「サルが大好きな黄色い細長い果物」というような言葉からでも分かります。

　つまり、脳の中のそれぞれの担当領域（視覚信号を処理する視覚野などと表現されます）で別々に処理された信号の意味（これを知覚と呼んでいます）が一致するということなのです。それは、それぞれの担当領域から送られた情報が、大脳皮質の中で互いにすり合わせできる（**情報変換**と言います）からなのです。

　そして、情報変換が正確にできることで、一つの感覚信号から多くのイメージを創ることもできます。バナナを見ると、食べなくてもバナナの味が口に広がり、手に持った時の感触も感じるかもしれません。それは視覚の信号と、記憶の中の味覚やからだの感覚の信号がすり合わされてイメージが創られるからなのです。さらに、その時の空腹度や嗜好性によって、そのバナナを食べるかどうかを決めることもできます（その際に、匂いや手に取った感触から、皮をむいた時の実の状態もイメージでき、「まだ甘くなさそうだからやめておこう」などと行

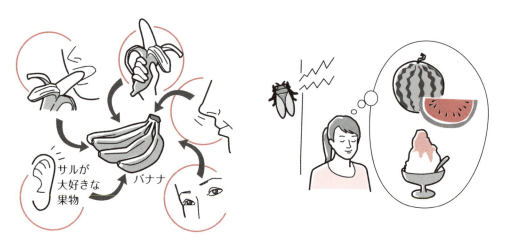

個々の感覚は別の感覚ともつながって、まとまったイメージを創っています。

動を変えることもできます)。

　また道を歩いていたら、特別な香りが漂ってきたような場面もよくありますね。過去の経験からそれが沈丁花の香りであると分かると、そこに見えなくても沈丁花の小さな花の姿が思い浮かぶのではないでしょうか。つまり嗅覚の信号から視覚のイメージを創ったということになります。同様に夏の初めに蝉の声が聞こえれば、蝉の姿が思い浮かび、夏というイメージが湧き起こるのではないでしょうか、この場合は聴覚の信号から視覚イメージを創りさらに、夏という季節に対して持っているイメージをも創ったということになります。さらに蝉の声から「ああ、冷えたスイカが食べたいなぁ」などと、イメージは次に展開していくかもしれません。

　このようなことは、からだの感覚を中心にしても広がっていきます。何気なく触ったクッションの質感や柔らかさが、小さい頃大切にしていたぬいぐるみを思い出させ、同時にそれを慈しんでいた時の家の様子や安心感までよみがえってくるということもありますね。

　このような多種類の情報（実際に入ってきている信号だけでなく、記憶の中の信号も含めて）のすり合わせが、私たちの日々の生活を創っているのです。しかし脳損傷によって、このような多様な情報のすり合わせができなくなってしまったら、どうなるのでしょうか。何かを触っても何も感じられなかったり、そこから何もイメージが広がらなかったり、自分だけの特別な想いが感じられなかったりしたら、どうでしょう。実際に、ある患者さんが語ってくれたことがありました。

　その患者さんは失語症で、内言語をうまく創れない状態でした。言葉は話せても、その言葉の持つニュアンスや自分なりのイメージ、概念が曖昧でした。身体感覚でも、「ザラザラ、ツルツル」といった質感は識別できたのですが、それが心地よいのかどうかというような情動的な感覚が感じられませんでした。訓練では触った物の感触を、「好きか嫌いか？」というような情動と関係づけ

て判別してもらうような課題を行なっていました。そんな時のある日の言葉でした。

「病気になってからの自分の思い出はただの年表でした。どこかに行ったとか、何があったとかは分かるんですけど、それだけだったんです。でも今朝下駄箱の匂いがすごくなつかしい感じがして、でそれが大学での実験室の匂いに似ているって気がついたんです。そしたら、その当時の楽しかったことが次から次へと思い出されて、それもすごくリアルな感じで。年表が自分の生きた思い出に変わりました」と、笑顔で報告してくれました。

ですからリハビリテーションでは、からだからの身体感覚を適切に捉え、他の感覚との情報変換を正しく行なえるように練習していきます。

道具はからだから脳に入り、からだは道具の先まで広がります

そしてもう一つ、道具の使用という大切なことがあります。からだ特に手は道具を使うという、極めて高い能力を持っています。カップもそうですし、箸を使って食べる、ペンで書く、ラケットを操作してボールを打つなど、道具を操作することは、無数にあるでしょう。実はこれも、大変複雑なことなのです。箸先で触れた納豆がツルツル滑りやすくネバネバしているという触感が、なぜ分かるのでしょう。言うまでもなく箸と脳はつながっていませんから、箸先からの声はからだを通って脳まで伝わることになります。つまり箸の先が、まるで手の先のように延長して感じられるのです。そこには、**脳で手指の先端を箸先まで延長するという学習**が起きています。これは、生まれてから成長の過程で学習し、獲得してきたものなのです。2歳児ぐらいでは、まだ学習途中ですから、フォークを持たせてもフォークの先で食材を通り越してお皿まで突き刺してしまったりします。それが徐々に学習して、フォークや箸といった道具の先で、様々な食材を感じ取れるようになり、フォークの先端は食材で止ま

第1章
脳卒中になる前の、脳とからだの関係性
～リハビリテーションの目標地点

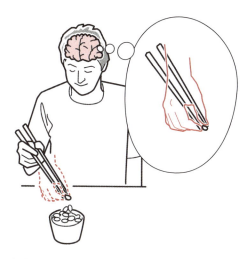

道具を使いこなすことは、道具がからだの一部のようになることです。

るようになるのです。

　手ほどの高い能力ではなくても足でも道具は使いこなしています。もちろんサッカーなどの技術は当然ですが、通常でも例えば、靴を履いて歩くということは、靴下や靴という道具を使いこなしているのです（靴下も素足に履いて足の保護をする道具の一つです）。ですから足裏の皮膚は靴下にしか接していないにもかかわらず、感じるのは靴下の質感ではなく、靴底の向こう側にある地面の質感です。やはりよちよち歩きの赤ちゃんでは、裸足なら歩けるのに靴を履かせた途端に歩けないという時期があります。これはまだ靴という道具を足の延長とするような学習ができていないからなのです。

　このように、**道具を使うということは、それを自分の体の一部のようにしていくことなのです**。それは難しいことですが、道具を使わない生活は考えられませんので、リハビリテーションも道具を使えることを視野に入れて進めていきます。そしてそのためには、延長する「もと」であるからだ自体をきちんと整えることが前提となります。

―――――※―――――

第1章
脳卒中になる前の、脳とからだの関係性
～リハビリテーションの目標地点

　以上の説明はほんの概略にすぎませんが、要は、**脳全体が協力して働いて、一つ一つの運動を組み合わせた設計図を創り、それに則って、からだはちゃんと動くということであり、その設計図を創りだす時に必要な情報がからだからの感覚である**ということを理解していただければと思います。

　この感覚とは、実際にからだから届く信号でもあり、これまでの経験を基に予測として脳の中で創りだすこともできる（これをイメージと呼んでいます）ことは、既にお話しました。目から入る視覚情報も耳から入る聴覚情報も鼻からの嗅覚情報も、そしてからだからの身体感覚情報も、すべて同様です。

　そしてそれらが脳の中で処理されて関係づけられており、脳の各部位とからだの現場がうまく連携して、その時々に**最適な運動**を組み合わせることで、私たちは自由に動けているのです。繰り返しますが、"最適な運動"ということが、とても大切です。

　ヒトには無限大の運動のバリエーションがあり、その中からその時最適な運動の組み合わせを、そのつど創りだすことができるということです。

　例えば、ピアノのキーは88鍵ですが、それぞれの担当の音を出してもそれだけでは意味を持ちません。それらを使ってメロディを創ることで初めて意味を持つのです。そして創りだす音楽は無限大ですね。その無限大の中から特定の組み合わせで音楽を創るのです。同様に、限りある脳組織ですが、それを使って創りだす運動は、やはり無限大にあるのです。

　それは、例えば椅子から立ち上がろうとしたけれども、抱いていた子供が起きそうだったので、慌ててそっと座り直した、というように、突然生じた事情によって、瞬時に最適な運動を創り直すことができることも含んでいます。これが、脳卒中になる前の健常な脳とからだの関係性といえるでしょう。

　リハビリテーションも、そのような関係性を創ることを目指していきます。

　ここまでお話してきた中で、いくつかの重要な言葉があります。システム、身体像、感覚信号、運動の設計図、情報のすり合わせ（情報変換）、言葉、感覚の予測、注意、知覚、イメージ、運動イメージなどです。

第1章
脳卒中になる前の、脳とからだの関係性
〜リハビリテーションの目標地点

脳はいつでも「学習」しています

日々学習、日々アップデートです
〜良いことばかりとは限らない

　ここまで、様々な経験によって脳は常に学習を続け、結果として脳とからだの関係性が変化し続けていることをお話してきました。自然な変化とみなされている成長や老化も、脳にとっては日々の学習です。何かが上手になることだけが学習ではないのです。何かができなくなることも、学習の結果ですし、姿勢が悪くなったりすることもそうなのです。学習は個人にとって、常に都合の良いようには起きないのです。これを、都合の良い方向に向けて学習を進めていくことを考えなければなりません。

　そこで、この脳の学習ということについて考えてみましょう。

　学習といえば、普通は国語や数学や理科のような学科学習を思い浮かべると思いますが、ここで言う学習とは、そのようなものではなく、**からだからの感覚を基に脳が変わり**（脳神経のつながり具合やつながりの強さなど）、**からだの状態や使い方も変わっていく「運動学習」**のことを指しています。

　既にお話したように、脳は目や耳や鼻やからだから入ってくる感覚の信号を受けて、それらを上手にさばいています。必要な信号だけを選び取り、次なる適正な領域に送り、必要な信号同士を結びつけて、様々なイメージや概念を創ったりします。その際に、運動設計図と共に、その設計図通りに実行した結果戻ってくるはずの感覚情報をイメージとして予測しています。

　学習とは、この予測と実際に行なった結果との誤差を検出して、それをすり合わせていくことで成立するのです。楽器やスポーツなどの練習が分かりやすいでしょう。やってみて、何がよくなかったのか、その時点での目標である予

測（こうなるはずというイメージ）と結果との誤差を見つけ（「ここはよかったけどここが違う。なぜだろう」）、修正していく（「今度はこうしてみよう」）ことで上達していきます。

　日常の行為であっても、実は予測と結果は完全に一致しているわけではなく、そこをうまくすり合わせているのですが、対応できないほどの誤差は滅多になく、運動が起きている最中に、連続してどんどん修正をかけていくので、結果的には一致するような印象を持つのです。本当にうまくできていると感心します。

　このように学習は、日々の生活で常に継続しているのです。

　例えば新しい靴を履くとなにか馴染まず違和感がありますが、その違和感の正体こそ、予測と実際の信号の不一致度が高いということなのです。昨日まで履いていた靴のイメージが定着しており、それを想定して予測を創るわけですから、当然新しい靴を履いて実際に感じ取った感覚信号とは、少し違ってくるわけです。しかし、それも少しずつ脳の中ですり合わせられ、やがて全く違和感はなくなるでしょう。同様に、新しい鍋を買い、初めは扱いにくくても次第に手に馴染んでくるというようなこともあるでしょう。あるいは、結婚して初

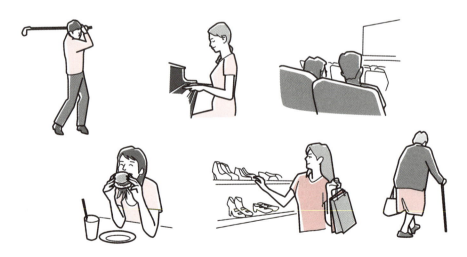

生活そのものがすべて学習につながります。

めて左手の薬指に指輪をはめたとします。最初は、目で見ても指輪の感触も違和感があるでしょう。しかしすぐになくなってしまい、今度ははめていないと落ち着かなくなるということもあります。視覚情報と身体感覚情報の両方で、脳の中のからだの地図に指輪を書き込んだということになりますね。これも学習なのです。

　さらに、もっと概念的な、あるいは情動的な側面においても、脳は常に変わり続けています。これまでは猫と聞けば、以前飼っていた三毛猫を思い出したのに、昨日映画で見た印象的な黒猫が出てくるようになったりします。あまり好きでなかったジュースを、喉が渇いている時に飲んでおいしい思いをしたことで好きになったりすることもあります。

　このように、脳が経験を通して学習した結果、システム、つまり自分の脳とからだの関係性が、少しずつ変わっていっているのです。

● 学習を左右するのは意識の向け方です〜「志向性」が大事 ●

　ここで非常に大切なことは、学習は**志向性**によって強化されるということです。志向性とは自ら向かうということです。つまり意図的に注意を向けていくことが、学習を進めていくのです。「好きこそものの上手なれ」とはうまく言い当てていると思います。

　少し専門的な話になりますが、このように自ら積極的に興味を持って向かう時には、脳には神経を働かせる特殊な物質（神経伝達物質）が分泌され、それが脳の活性化を促進します。一方、痛みなど不快な経験と同時に活性化された脳の領域は、逆に活性化されないように学習が進むとされています。不快な経験をなるべくしないように、学習することが効果的なのです。

脳は「痛み」も学習します～からだの声を聴き間違えることも

　麻痺側の肩や手が痛いなどの痛みを感じている方もおられると思いますが、その痛みの実態をご存じの方は少ないと思います。「麻痺があるから痛い」と考えていることが多いように思います。しかし違います。先ほど「不快な経験をなるべくしないように学習する」と言いましたが、実は痛みも学習することがあるのです。そして痛みは脳のネットワークの創り変えに大いに影響します。

　例えば切り傷ややけどを負って痛みがあるという状態は、からだの現場にダメージがあるために生じるものであり、皮膚などの損傷や出血炎症があれば、当然のことです。しかしこれらの痛みは通常、その損傷が癒え出血が止まって炎症も治まれば自然に消失します。

　一方、麻痺側のからだが痛いという状態は、その実際のからだの現場には何も損傷が無いのです。それなのに痛いという状態は、ケガで生じる痛みとは全く違う仕組みによって出てくるものであり、脳で創られるものなのです。

　脳の中でたくさんの種類の感覚信号がすり合わされて統合されていくことによって、正常な運動が創られることはお話しましたが、ここがうまくつながらないと痛みとして処理されてしまうことが分かってきています。

　からだの現場からの感覚信号が脳の入り口に届いた際に、適切に選んで必要な信号だけを次の部位に送っていきますが、ここで適切な選択ができないと、からだからの信号がうまく処理されない、つまり次にも送られないのに消去もされない状態となり、そのような意味づけできない感覚信号が違和感やシビレ、痛みとして知覚されてしまうのではないかとされています。また、多くの実験から、目で見たもの（視覚情報）と身体感覚が一致しない（つまり適切な意味づけができない）状態では麻痺のない人でも、シビレや痛みが生じることも確かめられています。

　そして麻痺側のからだを動かすと、同時に痛みを感じる中枢部位が活動して

第1章
脳卒中になる前の、脳とからだの関係性
〜リハビリテーションの目標地点

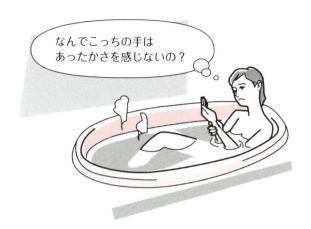

脳は、整合性のとれない情報はそれなりの理由をつけて納得しようとします。
痛みもその一つです。痛みは違和感が強くなったものです。

しまうという一定のパターンが成立してしまいますと、"麻痺側を動かすと痛い、だから麻痺側は動かさない、動かせないもの"として定着し、脳の地図にそう書き込まれてしまう可能性が高いのです。つまり"痛いからだ"という身体像ができてしまうのです。すると、内臓や血管の働きなどを司る自律神経系もそのように作用してしまい、むくみやうっ血などの循環障害が出現することもあります（しかし感覚麻痺が改善し、目からの視覚情報とからだからの様々な身体感覚情報が一致するようになり"痛くないからだ"という身体像に変わると、痛みが改善され、このような症状も解消されることが多いのです）。

　加えて、麻痺側ではある関節を動かそうとした際に、他の関節を動かすための筋肉もいっしょくたに力が入ってしまう傾向があり、それらの筋肉痛なども含まれているのですが、痛みの中でこの部分は筋肉痛によるものでそれ以外は脳から来るものなどと、分類できるはずもなく、一つの痛みとして感じられてしまうのです。

　重要なのは、片麻痺の痛みは学習されたものであるということ、しかしその**痛みは別の適切な方法で学習し直せば改善される**ということです。そしてこの

第1章
脳卒中になる前の、脳とからだの関係性
～リハビリテーションの目標地点

ような痛みは、実は脳に直接のダメージが無くても起きるのです。一つ例を挙げましょう。脳とからだが一体（システム）であることがよく分かると思います。

　乳がんの摘出術後の患者さんの多くが「手術した側の肩が痛くて動かせない」と訴えます。実際には、肩関節を動かすと胸の傷が引っ張られたりして痛いわけで"肩が痛い"というわけではないのですが、肩を動かすと痛いという関係性が学習されて、肩を動かそうとすると動かないように周りの筋肉が働いてしまい、結果的に動かせない、そして動かすと痛い、というイメージが出来上がっているのです。脳の中の地図にある肩は「動かせない」ことになっているのです。

　そこで、傷があまり引っ張られない程度の小さな動きで肩関節を動かして訊いてみます。「今どこか動いてますか？」。すると、「はい」と言いながらも「でも、どこが動いているのかが分からない」という方がほとんどです。患者さんの脳では"肩は動かない"ことになっているため、"肩が動いた"とは感じられていないのです。そこで、私が自分の肩関節を動かすのを観てもらったり、肩関節の部位を触ってもらったり、目を閉じてどこが動いているのかを感じてもらううちに、「ああ、動いているのは肩ですね、この辺かな」と、だんだんと判ってきます。そこで、「いつも痛いのはここですか？」と訊き、今度は傷が少し引っ張られるぐらいに肩関節を動かしてみますと、「あ、肩じゃないですね？」「イタタ、胸です。胸が引っ張られてつれてます」と、肩ではなく胸の傷が突っ張って痛いことがはっきりするのです。すると自然に肩は動くようになります。「うん、傷がつって痛いけど肩は痛くないです」と変化します。そこまでくれば、あとは手術の創が治癒するのを待てばいいのです。

　肩や胸の声に注意深く耳を傾けたことで、肩が伝えている「痛くないです、動きます」という声と胸の創部が伝えてくる「つって痛い」という声が整理されて、脳が正しく学習し直し、脳の中でも動く肩に変化したのです。

片麻痺の方の感じている痛みもまた、学習し直すことで軽くしたり無くしたりすることができます。

● 脳で創られる情報は、とってもプライベート〜「私」であること ●

　お話してきたように、脳は様々な感覚信号を通常は適切に処理しながら、新しいネットワークを創り続けています。ここで言うネットワークは、システムを創るものですが、極めてプライベートなものであることが特徴です。絵や音楽を鑑賞しても人それぞれ感じ方は違いますし、同じ家を大きいと感じたり小さいと感じたりもするでしょう。海辺で育った人とそうでない人では、水に対するイメージも異なるでしょうし、何かを触った時に感じる感触、質感も人それぞれ違うでしょう。"ザラザラ、ツルツル、すべすべ"など同じ言葉を使っても、大枠では似た感触であっても、本当のところは個人個人で感じが異なっているはずです。尊敬する人や好きな人と握手をするのと、そうでない人とでは、ほぼ同じ構造の人間の手という対象物であるのに、違う感覚になるし、それに応じて動きそのものや力の込め具合も変わってくるものです。また、同じ重みの物を持っても体格や筋力で重くなったり軽くなったりするでしょうし、同じ5kgでも米袋と我が子では重みの質感も違ってくるはずですね。これほど、脳で創られる情報は個人的なものなのです

　運動についても、もちろんそうです。例えばどちらの足から歩き始めるのか、エスカレーターに乗る時はどちらから乗るのか、利き足や軸足という役割分担も学習の結果できてくるのです。手の使い方も同じように、生まれてから日々継続してきた学習による結果です。厳密にいえば完全に左右対称の身体を持っている人はいません。目や耳にも左右で役割ができてきますし、からだの使い方についても同様です。右利きであっても、例えば携帯電話の操作は左手でするなど、その人特有の使い勝手が出来上がってくるのです。同様に、様々な所作やしぐさにも、個人的な雰囲気が出ます。立ち上がり方や座り方、身振

り手振りなども当然、個人個人で大きく違ってきます。歩き方ひとつとっても、その人なりの特徴のある歩き方になりますし、字もそれぞれの癖が出るわけです。

　さらにそのようなことは、その時の状況や状態でも異なってくるでしょう。例えば、歩くことに関しても、犬の散歩とデートでは違うでしょうし、運動靴と革靴でも違ってきます。友達の結婚披露パーティの会場をドレスで歩くのと、通勤の時とでは違うに決まっています。荷物があるのか無いのかでも違うでしょうし、疲れているかそうでもないかでも違ってくるでしょう。例えば紅茶を飲むという動作でも、それがどんな状況なのかによってふるまいが変わります（つまり運動の組み合わせが変わるのです）。仕事関係の人との顔合わせで飲むのと家で家族と飲むのとで同じだったらおかしいですよね。顔合わせでは、"相手に失礼がないように"とか"信頼してもらえるように"などの緊張した心の動きがあるのに対し、家で飲む時には心もからだもリラックスしているからです。あるいは、家で飲むという状況が同じであっても、そのカップが大切にしているカップなのかそうでもない物なのかでも、その持ち方は変わってくるでしょう。喉が渇いて飲むのと、そうでもない時でも、持ち方やおいしさなどが異なってくるでしょう。

　このように、視覚や聴覚、味覚に限らず、身体感覚も個人的なものであり、**当然からだの地図やそれを基にした空間認識なども、その人特有のもの**であると言えます。生まれてから脈々と紡がれてきた自分自身のからだの歴史が、そこにあるのです。そしてそれは、**脳のネットワークが個人個人で異なる**ということを意味しています。

　例えば脳科学の研究から、バイオリニストなど左手の薬指と小指を多く使う職業の人は、脳のその担当領域が普通の人よりも大きいことなどが分かっています。楽器を演奏したりカラオケの好きな人は聴覚や言語の領域が大きくなっているのかもしれませんし、物を作ることが好きな人は身体感覚の領域と視覚の領域のつながりが強いかもしれません。料理をよくする人は味覚と嗅覚と視

第1章
脳卒中になる前の、脳とからだの関係性
～リハビリテーションの目標地点

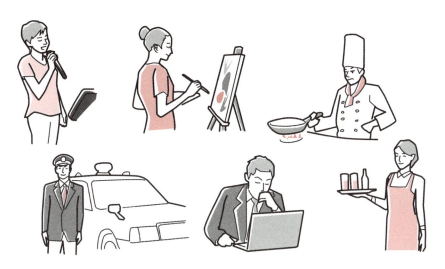

からだの歴史＝脳の歴史＝それが私。無くて七癖、十人十色。

覚の領域のつながりがより発達しているかもしれないのです。

からだに紡がれた個人の歴史は、そのまま脳に刻まれるのです。

　このことは、とてもとても大切です。なぜかと言うと、それがその人だからです。ですからリハビリテーションでは、この個人的なからだの歴史を断ち切らないということを大切にしたいと考えています。

第2章

脳卒中で傷ついた、脳とからだの関係性
~リハビリテーションで考慮すべきこと

傷ついた脳が脳自身を守るための戦略
~ネットワークの応急手当とその影響

　前章で概略をお話しましたが、運動のメカニズムは非常に複雑で精密です。この章では、脳出血や脳梗塞という脳の実質にダメージが生じたことによって、どのような変化が起きるのかをお話し、麻痺の正体に近づいてみたいと思います。

● 生きるための、機能の停止~こちらが傷つけばあちらも停滞 ●

　脳の一部にダメージが生じると、脳が腫れて頭蓋骨の中で圧迫され脳全体の機能が低下するという急性症状が起きますが、脳は自ら修復に向かって進みます。脳活動では電気信号が起きますので、傷ついている細胞周辺にさらに電気的な刺激が起きて損傷部位が広がらないように、損傷した脳細胞がつながっていたネットワークを使わないようにします。すると実際には損傷部位から遠く離れ、全く損傷の無い部位でも、ネットワークでつながっていることによりその機能を一時的に停止または低下させるという処置を取ることになります。

第2章
脳卒中で傷ついた、脳とからだの関係性
～リハビリテーションで考慮すべきこと

　例えば、複数の路線が乗り入れている鉄道の駅で大きな事故が起きると、事故が起きた路線は全線ストップします。隣やその隣の駅では何も問題がなくてもストップするわけです。さらに、同じ駅に乗り入れている他の路線も一時的にストップするでしょう。それは、事故現場の駅がこれ以上混乱するのを避けるための処置なのですが、脳でも同じようなことが起きるのです。その結果、実際に損傷した神経が関与していた領域全体が機能低下するために、かなり大きなダメージとして出てきてしまうのです。これを専門用語では「機能解離現象」と呼んでいます。

　また、左右の脳の働きのバランスも変化します。脳は通常、左右の大脳が互いにちょうどよく抑え合って、全体としてバランスよく働いているのですが（これを「半球間抑制」と言います）、脳のダメージでどちらかの大脳の機能が低下すると、そのバランスも崩れます。損傷を受けた側の脳はもう一つの大脳に対してかけていた抑制をかけられなくなります。すると損傷していない側の大脳は、それまでかかっていた抑えが無くなるため、病前よりも活性化し、（それによって）より強い抑制を損傷した側の脳にかけてしまうわけです。損傷した脳はより活動性が低下し、損傷していない脳は過剰に活性化し、両脳のバランスは大きく崩れてしまいます。このような結果、損傷を受けた脳は、実際のダメージよりもずっと大きな機能低下をきたしてしまうのです。

　しかしそれでも、生き続けるという本質的な使命は、最も優先されますから、呼吸する、体温を保つ、内臓を動かすなどの生命維持に関する指令コントロールは継続していきます。脳は生きることの方にそのエネルギーを回すわけです。

　当然、そのような状態では、脳はそれまで常にからだの現場と対話しながら行なっていた監督業を続けることができなくなってしまいます。すると、からだの現場では、常に受け取っていた脳からの指令が来なくなってしまうという状況が発生します。損傷が起きた部位にもよりますが（つまりどの部位の血管が詰まったり破れたりしたのか）、脳卒中が起きやすい部位の多くは運動や言葉を

第2章
脳卒中で傷ついた、脳とからだの関係性
～リハビリテーションで考慮すべきこと

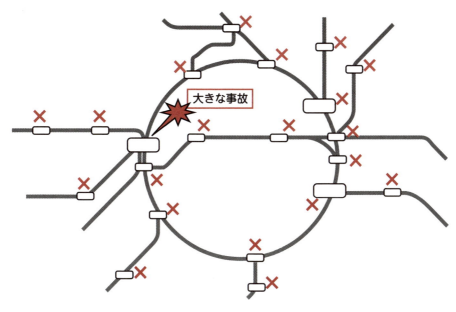

損傷は限定的でも影響は広範囲です。システムの機能が麻痺します。

創りだすネットワークに直接関与する領域であることから、それに関する問題が生じることが多いのです。

　からだの現場から送られてくる感覚の信号を認識する過程が正しく処理できなくなることで、感覚麻痺と呼ばれる症状が起きるかもしれません。またその感覚情報をすり合わせながら運動の設計図を創りだしていく過程にも問題が生じることで、運動麻痺が生じることもあります。そしてお話した機能解離現象によって、それが拡大してしまいます。例えば脳の運動の設計図を創る領域と、からだの現場との窓口である脊髄（背骨の中を通っており、運動指令を伝える運動神経と感覚信号を送る感覚神が通っています）はつながっていますから、ここも機能を停止することで、筋肉が収縮できなくなってしまいます。つまり「力を入れようとしても入らない」という現象です。ですがこれは、説明してきたように生きるためのシステムダウン、つまりいったんブレーカーを落としたようなものであり、「筋力が落ちた」ということではないのです。ですから、「筋肉トレーニングをして筋力をつける」ということで解決することはできま

せん。リハビリテーションで、この機能解離を上手に解除しながら新しい脳のネットワークを創っていくことが必要です。

「させない」ことは二の次〜自然に強まる「反射」の動き

　実は、「思い通りに動く」ために脳が常にからだの現場に「させない」ようにしている大事な働きがあります。

　人間には多くの反射と呼ばれる生理的な反応があります（筋肉と、背骨の中を通っている脊髄をつなぐ神経回路によって起こる筋収縮のことで、自分の意志で調整することはできません）。この反射は伸張反射といい、ある筋肉が急に伸ばされると、それが引き金になって逆に縮むという反応で、よく知られたものでは膝頭を叩くと膝が伸びる膝蓋腱反射があります（膝を伸ばすための筋肉が縮むことで膝は伸びます。膝が曲がった状態で膝頭を叩くと、そこに付いている膝を伸ばす筋肉がいったん急に伸ばされますが、それが引き金となり直ちに縮むために、膝が伸びる現象です。いったん伸ばされたことは目には見えないために、"膝頭を叩くと膝が伸びる"ように見えるのです）。このような反射は筋肉と脊髄をつなぐ神経回路で創られるのですが、通常はそう簡単に出ないように脳からのコントロールを受けているのです。

　急性期には、先にお話した機能解離現象によって反射を創る脊髄細胞までも機能低下を起こしますので、反射そのものが出なくなります。時間の経過と共に徐々に機能解離が解除されていき、少しずつネットワークが再開して伸張反射が出現するのですが、その反射を抑える脳からの指令はなかなか再開しないのです。するとこの反射が異常に強まってしまうのです。

　特に強まりやすい筋肉は、上半身では脇の下を閉じる筋や肘を曲げる筋、手首や指を曲げる筋などで、下半身では股関節（脚の付け根の関節）や膝を伸ばす筋、とりわけ足首を伸ばす筋（ふくらはぎの筋肉）と足指を曲げる筋、足の部分を内側に回す筋などです。

第2章
脳卒中で傷ついた、脳とからだの関係性
〜リハビリテーションで考慮すべきこと

　脳からの抑えが無くなり、これらの筋群で伸張反射が同時に強まってくると、腕や指が曲がった状態になり、足首が突っ張って踵が浮き、足が内側に回ってしまうという、片麻痺特有の形を創ってしまいます。そしてある一定期間、そのような状態が継続すると、脳からの抑制指令が無いという状態が定着してしまい、脊髄での脳の指令を受け取る窓口が閉まってしまうこともあるのです。そうなると、脳からの指令が復活しても、うまくコントロールすることができません。

　このように、脳とからだの現場の関係性が変化してしまうことを、「神経の一部が死んで麻痺が起きている」と説明されているのです。しかし実はもっと複雑です。からだが脳からの指令をうまく受け取れなくなっているだけでなく、脳で創る指令そのものが、的確でなくなっているのです。それは、第1章でお話したような**身体像も変質してしまう**ためです。加えて、常に強い伸張反射が前面に出て、腕が曲がって脚が突っ張るという状態であれば、バランスを

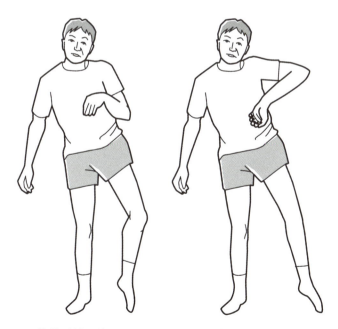

伸張反射が強まることで、特有の姿勢になります。

取るために麻痺側でない方の半身にも、それに見合うような力が入ってしまいます。麻痺がないにもかかわらず、柔らかい動きが難しくなったり、麻痺側と連動するような動き方になってしまうこともあります。

　何をするにもこのような脳とからだの現場の関係性のままでは"最適な、自分自身にとって都合の良い運動"は創れません。リハビリテーションで、脳がまた不要な反射を抑えられるように学習する必要があります。

脳の学習方針は「楽」で「手っ取り早い」こと　〜「私」にとっては都合が悪い

　以上のような機能解離現象も含めた危機的な状態は、急性期からしばらくすると脳の腫れの引きと共に、解除されていき、ある程度の回復がみられますが、病前のような複雑で難しい運動の調整は行なえません。それは脳の回復が、そのままシステムの回復につながらないことによります。

　機能解離現象の説明で例にとった駅の事故は、そこが収束すれば元の運航ダイヤに戻りますが、実質的に損傷した脳細胞自体が復活するわけではないので、脳の回復はそうはいきません。駅そのものが無くなってしまうようなものです。するとどうなるでしょう。他の電車とうまく乗り継げるような新しい路線図を創り直さなければなりません。その際にコストを抑えることや短期間で

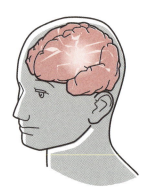

傷ついた脳の学習モットーは、単純、大雑把、簡単。

第2章
脳卒中で傷ついた、脳とからだの関係性
～リハビリテーションで考慮すべきこと

仕上げることだけを優先してしまうと、結局利用しにくい路線図になってしまうかもしれません。実は脳でも同じようなことが起こるのです。

　ダメージを負った状態の脳は、なるべく負担が軽くなるように脳にとって都合の良い方向に、自然に学習を進めてしまいます。半球間抑制の変化も伴い、左右の脳の働きのバランスも大きく崩れて、ネットワーク全体が変化してしまいます。損傷側の脳は脳実質が生き残るために、そして脳自体の負担を最小限にするために、単純に近くの細胞同士をつなげて新しいネットワークを創ってしまうのではないかと言われています（本来は、細かい複雑な動きを創るために距離的に離れた神経細胞同士がつながっていることが分かっています。特に手の領域ではそれが著明です）。そしてシステムですから、そのことが全体に影響を及ぼします。

　その結果、単純で大雑把な、脳活動がより少なくて済むような運動の組み合わせができ、病前のような無限大のバリエーションはなくなります。例えば、脇の下を広げる動きと肘、手首、指が曲がる動きがセットで出ます。あるいは、足を動かそうとすると骨盤から足までが一本棒のように力が入って固まった状態で動くようなセットも出ることが多いと思います。そしてそれ以外の選択肢がほとんどなくなります。その状態でさらに学習は進んでいきます。

　つまり、急性期から損傷を負った脳が行なう新たな運動学習によってネットワークが改変するのですが、それはあくまでも脳実質にとって都合が良いもの、エネルギー効率の良いものになっており、個人にとって都合が良いわけではありません。私たちが望むような洗練された動きは複雑なネットワークによって生み出されるため、脳にとっては都合が悪いといえます。学習は、必ずしも希望する方向にだけ起きるのではないのです。

第 3 章

片麻痺の
リハビリテーションの
基本ルール

感じることが
自分にとって都合の良い動きを創ります

　以上のように、損傷した脳にとって都合の良い方向に学習が進んだ結果、うまく動けなくなるのです。脳のネットワークにおける活動量を最小に抑えていくということは、限りなく動かないということです。

　前章でお話したように、**片麻痺という身体状態は、脳の中にあるからだの地図（身体像）が変質すること、そして身体感覚を適切に選択して、それを次の領域に送っていく知覚の働きがうまく機能していないことによって生じてきます**。その結果、比較的動かせそうな筋肉ばかり使うようになってしまいます。しかし、この「動かせそうな筋肉、つまり筋収縮を起こしやすい筋肉」は、反射が異常に強まった筋肉である可能性が高いのです。

　筋収縮は起こりその結果からだは動きますが、反射なのでいったん出現するとその度合いを調整することはできません。つまり、どれくらいの力を出すのか、自分では調整できないのです。過剰ともいえるほど強い力が出てしまうこともしばしばです。さらに一つの反射は別の反射を引き起こすことも多く、例えば肘を曲げる筋肉が伸張反射によって強く収縮して肘が曲がった時に、指や

第3章
片麻痺のリハビリテーションの基本ルール

手首を曲げる筋肉の伸張反射も同時に起きてしまうために、肘、手首、指が同時に曲がってしまったりするのです。そして、そのような強い筋収縮は、比較的感じ取りやすいため、ますますその筋感覚の声だけを頼りに、からだを動かすようになってしまうのです。

何かに触る場合も、軽く触れただけではその質感が感じ取れなくても、強く押しつけると圧覚や筋感覚によって感じられる場合も多いので、患者さんから「何かプレッシャーを感じますから、触っていることは分かります」とか「抵抗感があるので、それで感じます」などの言葉がしばしば聞かれるのも、こういった理由によるものと考えています。

しかし、例えば足裏が床に触れている感じを、この抵抗感などで感じ取ろうとすれば、必要以上に強い筋出力で床を押しつけなければならず、その結果、ふくらはぎの筋が伸張反射によって強い筋収縮を起こし、踵が浮き、続いて足部の筋肉にも強い筋収縮が起きて足裏が内側を向くようにひっくり返ってしまうのです。

それが、足裏で触れているものの質感を探るような練習を通して、ほんの軽く触れただけで床の感触を感じ取れるようになると（圧覚〔押されている感じ〕や筋感覚〔抵抗感〕でなく触覚〔床の質感〕で床が分かるようになると）、このようなことは見られなくなります。

片麻痺患者さんの多くで見られる歩行（ぶん回し歩行と呼ばれています）も、実は脳にとって都合の良いシステムとして（学習の結果）創られるものなのです。

ぶん回し歩行は、麻痺側の足を前に出すために、麻痺側の頸部、肩の筋肉をも使って骨盤を上に引き上げて骨盤ごと、膝が伸びて足先が下がった状態のまま足を前に出すものです。しかし実際には前ではなく外側から回してしまうことになります（4章p.84のイラスト参照）。つまり、麻痺側の半身を一つの塊のようにして一気に動かすというシステムを創っていると考えられます。もちろん、このようなシステム化は、個人（患者さん自身）にとっては、都合良くあり

ません。歩行そのものが非常に大変で画一的なものになってしまい、床の事情が変化してもそれに対応して動きを変えることができませんし、脳の中のからだの地図（身体像）では関節が消えていく可能性もあり、結果的に変形や関節が固くなる状態が起きてくるからです。その度合いが強ければ、場合によっては痛みや変形によって歩けなくなってしまうこともあります。もちろん、からだが固くて重くて辛いし、歩くスピードも距離も落ちてしまいます。恰好が悪い、靴が限定される、おしゃれができないといった切実な声も聞かれます。

　脳は、常にからだからの声を聴き、それに対応した動きを創るのですから、その声が損傷によってかき消されて聴こえなくなれば、どのような動きを創ればいいのか混乱してしまい、やがて麻痺側のからだをなるべく動かさないように固めて麻痺のない方のからだで動くような設計図ができてしまうわけです。

　ですから、病気になる前に利用していたたくさんの身体感覚を、また感じられるようにしていき、病気によって変質した脳の中のからだの地図（身体像）を、実際のものと一致させていくことが必要なのです。

　第1章でお話した脳卒中になる前の健常な脳とからだの関係性と、第2章の脳損傷後の脳とからだの関係性の違いを考えれば、リハビリテーションとは、**特別に計画された運動学習によって、脳とからだの関係性を脳損傷前のような、個人にとって都合の良い方向に広がる状態に近づけていく**ということになると思います。

　脳は様々な感覚の信号の中から、その時必要な信号を選び取って、それらを読み取り、判断して運動の設計図を創り、その際にあらかじめ"戻ってくるはずの信号"をも予測し、実際に戻ってきた信号と比較して、一致しているかどうかを判断し、一致していなければ、それに合わせた設計図に書き直します。この一連の機能が、運動学習の実態なので、リハビリテーションも、この一連の手続きを（特別に計画して）行なっていきます。

　例えば、目をつぶった状態で何かを触ったりからだを動かしたりして、それ

が目で見たらどんな状態であるかを想像します。つまりイメージを創る（実際の身体感覚から視覚情報を予測する）ということをします。その後、実際に目で見て、自分の予測が合っているのかを確認します。違っていたら、どんなふうに違ったのか、なぜそんなふうに感じたのかを考えたり、麻痺のない方のからだでやってみて、もう1回比較したりします。「同じだ」とか「あ、さっきと何か違う」と分かるためには、脳は両方の信号を処理した結果、違いを見つけだしたり、違いが無いことを確認したりします。この"違いを見つける、あるいは違いが無いことを見つける作業"つまり予測と結果を比較照合することを丁寧に行なうことが脳のネットワークを改変していくのであり、これが運動学習なのです。

　この特別に計画された運動学習は、患者さん本人だけで進めることは難しく、専門家の関わりが必要になりますが、これからどちらの方向に向かって進んでいくのかが分かれば、患者さんご自身あるいはご家族にもできることはたくさんあります。

「患者さんに守っていただきたい、ささやかなルール」

　ここで、この本にあるリハビリテーションの考え方を教えてくれたイタリアの神経内科医師カルロ・ペルフェッティ氏が、リハビリテーションに取り組む患者さんに対して提唱しているささやかなルールをお伝えしておきます。

　身体を動かすだけでは不十分です。感じるために動くことが必要です。運動というのは、自分自身あるいは外部世界を認知するためのものです。大きな力を要する運動、すばやく大きな移動を要するような運動の練習はあまり役に立ちません。

　脳は、あなたが世界を認知しようとして運動した時にもっとも活性化し

ます。ですから、あなたは動きを「感じる」練習をしてください。感じるために注意が必要となればなるほど、脳のかかわり方が大きくなります。自分の運動や対象物との接触に、いつも最大限の注意を払ってください。目を閉じて身体を動かしてみるのもひとつの方法です。

　そして対象物との接触では、特に重量を認識する努力をしてください。あなたの身体やその部位にも重量があります。座っている状態で、あるいは立っている状態で、自分の腕、自分の脚、自分の体幹、自分の身体全体の重量を感じる練習をしてみてください。たとえば重量が身体の左側と右側に対称に配分されているかどうか感じてみてください。いろいろな運動をおこなったときに重量が身体内でどう変化するかも感じてみてください。誰か他の人にあなたの身体を動かしてもらうのもよいかもしれません。そうして、あなたは目を閉じて、自分の身体がどう動いたか、あるいは自分の身体に触れた対象物の特性を感じるために脳を使ってください。

　運動を始める前に、自分がおこなおうとしている運動について考えてみてください。自分の身体がどうなるかを考えてみてください。身体から、あるいは対象物からどういう情報を得ることになるのかを推測してみてください。そして運動をおこなった後で、事前に自分が予測したものと実際に感じたものが合致しているかどうかを考えてみてください。そして、自分の身体が動く感じを脳の中でイメージしてみてください。

　以上の規則を守ると、最初はゆっくりしか動けなくなりますが、それは心配には及びません。規則を守れば、自分の運動を前より上手にコントロールすることができるはずです。そのうちにもっと早く動けるようになります。

カルロ・ペルフェッティ（小池美納・訳）
（宮本省三：脳のなかの身体―認知運動療法の挑戦．pp.17-18，講談社，2008より）

第3章
片麻痺のリハビリテーションの基本ルール

　つまり、こういうことです。

　脳は、からだそのものを感じ、からだは世界を探索するために動きます。ここで言う"動くこと"は、思い通りの運動を創るという意味です。例えば"脳トレ"として計算や塗り絵を行なうことでも脳を使いますが、それらの使い方では"動くこと"にはつながりにくいという意味です。

　動くということは、からだの変化も伴います。例えば手を前に出せば、バランスを保つためにからだの重みは後ろに移動します。左右に移動することもあります。自分のからだの重みの変化を感じることは、からだそのものを感じ取ることなのです。そして、そのからだで、"からだではないもの"を探るのです。手が机を、足が床を、背中が椅子の背もたれを、そしてお尻は座面を。それらの質感を感じてみましょう。その机はすべすべしているのでしょうか？　あるいはザラザラしているのでしょうか？　床はツルツルしていますか？　平らですか？　それとも凸凹していますか？　傾きはどうでしょうか？　背もたれの硬さはどうでしょう？　背もたれの位置は背中の感じからしてどれほどの高さまであるのでしょう？　座面の硬さはどう感じますか？　形は平らでしょうか？　それとも少しカーブなどあるのでしょうか？

　これから行なう動作をイメージしてみましょう。例えば立ち上がる時、もしも横からビデオで撮られていたらどんな映像になるのでしょうか？　立つ時、まずどこに力を入れて、その力をどこに移していくとよさそうでしょうか？　座っている椅子の高さや座面の硬さによっても違いがありそうでしょうか？　あるいは、深く座っている時と浅く座っている時でも違いがあるでしょうか？

　このように、からだを使って、自分自身をそして世界を知ることを念頭に置いていくと、当然ゆっくりとしか動けませんが、その動きは、脳にとって都合の良い単純化した粗大な動きではなく、私個人にとって都合の良い洗練された複雑な動きとなり、それが実はリハビリテーションなのです。

ご家族に協力していただきたい、いくつかのこと

◆否定しない◆

　最も大切な点は、ご本人の言葉を否定しないことです。今までお話してきたように、患者さんの世界は変質しているのです。目で見える客観的な世界ではなく、内面の世界で、患者さんは、ありえないような感覚を感じていたり、現実と違う感触を持っていたりするのです。

　ご家族から観ると麻痺側に傾いているのに、ご本人は「まっすぐだと思う」と言われることもあるでしょう。麻痺側がわにある椅子に座るのに、わざわざ麻痺側でない方の脚を軸にして一回転して座るといった行動を見ることもあるかもしれません。あるいは、右側を向いているのに「正面を向いている」と言うこともあるかもしれません。ご家族からは「おかしくなったのではないか？」と心配する声を聞くこともありますが、今までお話してきたように、患者さんはご自分の感覚が分からなくなり困っておられることも多いのです。けっしておかしくなったわけではありません。

　つい「違うよ。○○ですよ」などと口をついて出そうになりますが、ご本人には、文字通り、そのように実感されているのです。ですから、たとえご家族のアドバイスに従って、傾きを修正して見かけ上垂直になったとしても、ご本人は、「（麻痺側でない方に）傾いてしまった」という感触を持っている可能性が高く、しっくりいっていないのです。ですから、指摘された時は修正するのに、気がつくと麻痺側に傾いている、という状態が継続するのです。そして、自分の感覚が現実と違うことに戸惑っているのだと思います。このことについて、ある患者さんは「自分の身体に裏切られた」と表現しています。この言葉からも、どれほど戸惑っているのかが想像できるのではないでしょうか。

　まずは、「そう感じるんだね」「そんな気がするんだね」と返しましょう。

　私が担当していた患者さんのご家族が何回も言われた言葉があります。それ

は「お父さん、足が無いんだね。それじゃ立つのも怖いよね」という言葉です。その方も驚かれながらもその事実を受け入れていき、日々の生活の中で見える患者さんのふるまいを理解できるようになったと話してくれました。

◆ **気づかせる** ◆

次にできることは、そのような状態が、実は現実とは違っていることに、ご本人が実感として気づくように手伝うことです。

麻痺側方向に傾いているとしたら、「どこから、そう感じるの？」と訊いてみましょう。もしもうまく説明できないようであれば（そういうことがほとんどです）、手がかりを提示してあげるといいかもしれません。「鼻の頭とおへそをつなぐ線は、垂直になってる感じ？」とか「右の肩と左の肩は、同じ高さ、つまり両肩をつないだ線は水平になっている？」などと訊いてみましょう。または「両方の脇の下からお尻までの長さは同じ？」とか「耳たぶの位置は左右で同じ高さになってる？」などの質問もいいかもしれません。どんなことでもいいのです。ご本人が、自分のからだに注意を向けて、からだの声を聴くきっかけを創ってあげてください。仮に何も回答できなかったとしても、特定のからだの現場に注意を向けようとしている時が練習になっているのだと励ましてあげてください。鏡を見せて視覚情報で気づかせることは避けましょう。目ではなく、あくまでもからだの声で気づくように配慮してください。

ここで大切なことは、ご本人が必要なだけ時間をかけるということです。ご家族から見ると眠ってしまったのではないかと思うぐらいの間、じっとご自分のからだの声を探していることもありますが、この時間こそが練習になっている時なのです。

◆ **修正のためにアドバイスする** ◆

そして、修正してもらいます。これも鏡で見ながらの修正ではありません。あくまでもからだの声を頼りに修正してもらうのです。「じゃ、自分でできる

第3章
片麻痺のリハビリテーションの基本ルール

範囲でまっすぐな感じにしてみて」などと声かけしてあげるといいかもしれません。うまくいかないようであれば、ご本人のからだを触ってあげてもいいでしょう。例えば両肩に手を置き、「私の手は感じる？」と訊いてみましょう。分かったら、それを頼りにしてもらいましょう。もし「それは感じるよ」と言われたら、ご自分の肩の存在は感じられないけれど他者の手は感じられているということになり、それがヒントになるかもしれません。「じゃあ、私の手の位置は同じに感じる？　どちらかの方が高いとか外側にあるとか、感じる？」などと展開していくこともできます。あるいは、背骨を首からお尻の方に向かって手で触ってあげて、「どう、背骨はまっすぐ垂直になってる？」と訊いてみることもいいでしょう。

　最後に、ご本人が確認したいと言われたら、実際に教えてあげてください。

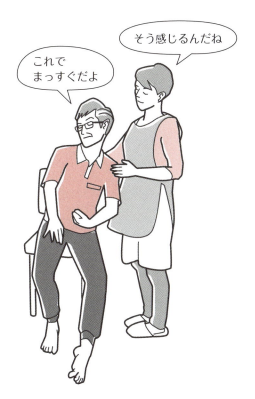

外からは分からなくても、紛れもない本人の経験です。それが出発点です。

「だいぶまっすぐ垂直になってるよ。でもまだほんの少し、こっちに傾いてるよ」というようにです。しかしここでも付け加えてあげてください。「でも、これで垂直って感じているんだよね」「それでいいんだと思うよ。感じようとしていくうちに、自然に直ってくるよ」と。また、どうしてもご自分の目で確認したいと仰られたら、一緒に鏡を見せてあげてください。そして聴いてあげてください。「どこが違う感じがするの？どこからそう感じたの？」と。鏡を見て違っていたという現実よりも、そうやって患者さんが自分のからだと向き合うこと、そのものが良い学習となるのですから。

◆ 情報を提供してください ◆

そして、もしもリハビリテーション訓練に通われていたら、担当のセラピストに、このようなことをできるだけ報告してください。セラピストは、その情報を基に、患者さんの世界に接近し、訓練の道筋を創っていきます。どうぞ、できるだけたくさんのことを教えてください。

第4章

生活の中でできること
~思い通りに動くからだを創るために

自分でできる練習の提案

　脳では、気持ちや感覚などが創られていますが、それを創り続けるためにはからだが必要です。第1章でお話したように、気持ちひとつで、同じ動作が変化するからです。見た目は同じ動作でも、目的（意図）によって使われる脳のネットワークが違うからです。そしてその動作も、例えば手を使う時には、その手を支える胴体や背中の筋肉が、先に働き始めて、手の動きを支えてあげることもお話しました。視覚や聴覚と触覚や圧覚などの様々な身体感覚を結びつける経験が、その学習の実態であることも、お分かりいただけたかと思います。

　リハビリテーションは、自分個人にとって都合の良い方向に、脳のネットワークを変えていくための運動学習であることをお話しました。そしてそのためにからだと脳のつながりを大切にしていく必要のあることもお話しました。その要でもある身体像を創っていくための学習は、感じることから開始します。

　では、どのようにそれを実践すればいいのでしょうか？　それを提案したいと思います。ただし、脳のネットワークが個人で違うため、リハビリテーションはオーダーメードとなり、一人一人で異なります。そのためここで提案できることは限られますが、最も大切な基礎を創る練習ですので、ぜひ実践してみ

てください。

　ご自身にとっては以前できていたことでも、今の脳にとっては新しいことの学習です。しかもなるべく「単純、大雑把、簡単」を目指す脳実質にとっては楽ではない方向に脳のシステムを変えていくのですから、時間もかかるかもしれません。ですが、あきらめずに続けていただければと思います。

第4章
生活の中でできること
～思い通りに動くからだを創るために

STEP1
からだ全体の点検をしてみましょう

　まずは現在の自分のからだについて感じてみましょう。脳損傷によって身体像が消えたり変質したりしていても当然なので、よく分からなくても心配しないでください。明確でなくても何かに気がつくということが大切なのです。また、分からないとかおかしな感じに気づくことも、重要な第一歩です。

● **からだは全部ありますか？**

　五体という言葉がある通り、からだは胴体と左右の手足がありますが、それらはきちんと感じられるでしょうか？　この五体の上に頭があることも大切です。

* 頭はまっすぐになっていますか。左右の中心にあるでしょうか？
* からだは左右対称になっているでしょうか？
* 肩の先に二の腕、その先に肘、前腕、そして手首、手の平と手の甲、指とつながっている感じはするでしょうか？
* 同様に、お尻、股関節の先に太もも、そして膝、すねとふくらはぎ、足首、足の甲と足裏、足指を感じられますか？

　実は、このようなことが患者さんでは難しいのです。私が担当した方々も、「目を閉じてしまうと（麻痺側の）手足が消えてしまいます。どこにあるのかというよりも、無いんです。存在感がありません」「肩もよく分かりませんね。どこまでが自分のからだなのか感じられない」というような言葉で表現される方が多く、そもそも五体が一つのからだとして感じ取れなくなっているのです。

　あるいは、「あるにはあるけど、こっち（麻痺側）の足の方がすごく腫れて大きく感じます」とか「肩先にもう一つ手が付いているように感じます」などと、外

第4章
生活の中でできること
〜思い通りに動くからだを創るために

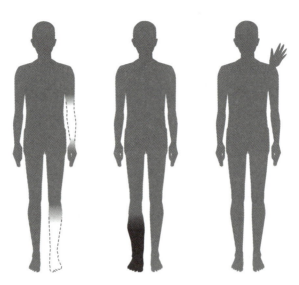

頭の先から足の先まで全身を感じられるか点検しましょう。
あるはずなのに無かったり、あるけど変だったりするかもしれません。

観からでは考えられないような感覚を持っていることも多くあります。

● 自分のからだを見て、確かに自分のものだと感じますか？

　目で見てみるとどうでしょうか？　麻痺側の手や足だけでなく肩や太ももの付け根といった部位も見てみましょう。自分のからだの感じがするでしょうか。
　「他人の手のようだ。気持ち悪い」「死んでるみたいだ」などと表現した方がいましたが、総じて違和感があることが多いようです。

● からだを動かした時に、その動きを感じてみましょう。

　例えばお辞儀をしてみましょう。その時に頭の重みが上から下に移動することを感じてみましょう。足先にも重みがかかるかもしれません。
　また腰の動きもあると思いますが、その動きを感じてみましょう。

第4章
生活の中でできること
〜思い通りに動くからだを創るために

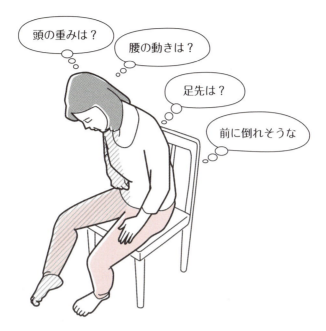

からだを動かした時に、からだの中で何か変わりますか？
自分の重み、動いた感じを探ってみてください。

● **からだの各部位の位置関係を感じてみましょう。**

* 例えば麻痺側でない方の手で麻痺側の手を、おへその位置に持って行きます。この時おへそに触らないようにします。触っていなくても麻痺側の手とおへそが同じところにある感じはしますか？

* あるいは、今この瞬間、麻痺側の肘と膝の位置関係はどうなっているでしょうか？ 膝の方が外側にあるとか、あるいは逆とか、2つの部位の関係性を考えてみましょう。

同様に、膝と足首、肩とお尻など、様々な組み合わせでやってみましょう。「こちらの方が上かな」とか「外側にずれてるかな」と、具体的にイメージしてみてください。

● **関節が動くと、どの部分がどんなふうに動くのか想像してみましょう。**

第4章
生活の中でできること
～思い通りに動くからだを創るために

　例えば座った状態で膝関節が曲がると足はどのように移動すると思いますか？ **膝が伸びたらどうでしょう？** そう、曲がれば手前に来るし伸びれば前方にいきますね（もしも立っていたらどう動くでしょう？ そう、膝が曲がると足先がからだの背面で上に動くのですね）。
　では逆に、**足を外側に移動したい（足を広げたい）なら、どこをどんなふうに動かせばいいのか想像してみましょう**。今度は膝の動きでは解決できませんね。股関節から動かす必要があります。

　いかがでしょうか？
　このようなことは案外むずかしいのです。患者さんでは、往々にして、大きな発見があります。身体感覚に注意を向けてもらうために、目をつぶってもらった途端に、今まで膝の上にあった手がギューッと胸のあたりまで挙がってしまう（肘が曲がる）こともありました。これは、視覚情報が無いとからだの形が分からず、それを感じ取ろうとすることで力を入れてしまい、結果的に肘を曲げる筋肉の伸張反射が出てきてしまったと考えられます。
　「あれ、目をつぶると、左手と左足が消えます」「麻痺の方のお尻がありません」「足の裏なんて、全然感じない」といった回答が多く聞かれます。また「こっち（麻痺側）の踵にでっかい肉球のようなもの、猫じゃなくて虎とかの、でかくてかたいやつね、あれがくっついてる感じがする」「お尻がスケルトンです。あるにはあるけど、お肉がついてなくて骨組みだけのスケルトンの感じ」などと実際の状態とは全く違う感じを持たれている方もいます。
　このような"感じない、分からない"あるいは"あまりにも事実と違う感じがする"ことに、がっかりされるかもしれませんが、それも大切な出発点です。ご自分のからだのありように気づき、そこからしか踏み出せないのですから、その立ち位置（たとえそれが「全然分からない」ということであっても）に立つことができたという意味で、とても大きな一歩なのです。

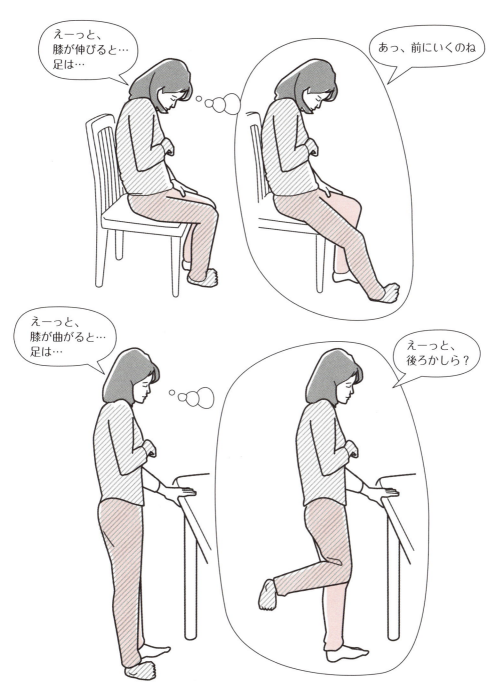

関節が動くと、からだの形が変わります。
動くと、どこかがどこかより前にいったり後ろにいったり右にいったり左に
いったり、位置関係が変わります。

第4章
生活の中でできること
〜思い通りに動くからだを創るために

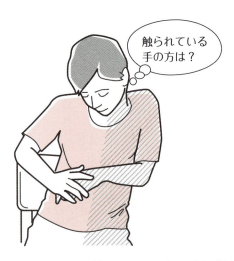

触っている手だけでなく、触られている方の手も感じましょう。
"触られている"感じはしますか？

　通常は、このような立ち位置に立つことなく、目に見える現象だけを問題にすることが多いと思います。
　例えば、麻痺側の手指が曲がっていることが気になってずっと麻痺側の手指を触っているということはありませんか？　その"曲がっている"ということを、からだの感覚としての"曲がっている感じ"ではなく"目で見える曲がった手"として認識されているのだとしたら、今度はただ触るのではなく、触られているという感覚に注意を向けてそれを感じようとしてみてください。
　また、足に装具を装着している場合に、装具の中で足首や足指がどんな形になっているか、どんなふうに力が入っている感じがするのかというような足部の状態を感じている方は案外少ないと思います。装具をつけていることで外側からは足首がきちんと曲がって踵が着いているように見えます。しかし装具の中ではどうなっているのでしょう。踵が浮いていませんか？　足の外側だけが床に着いていませんか？　それらが感じ取れるようになってくれば、装具を外しても足裏が浮くこともなくなってきます。要するに、装具の役割を自分の筋肉で担えるようになると思ってください。足裏、特に踵の皮膚や足首の関節の

第4章
生活の中でできること
～思い通りに動くからだを創るために

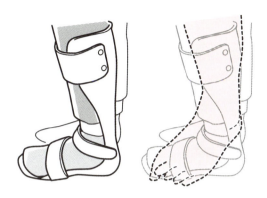

装具の中で足はどんな状態でしょうか？
見た目ではなく感覚に注意を向けて、からだの声を聴くようにしてください。

声が適切に処理されて、踵が浮きそうだという現場の状況を脳が把握し、それを修正するような運動設計図（踵を浮かせてしまうふくらはぎの筋肉などを緩めて足首を上側に曲げるような設計図）を創れるようになるということです。その結果、踵が着くようになります。その繰り返しが、身体像を変えていきます。

初めはなかなかうまくいかないかもしれません。実際に、患者さんは、とても集中してからだの声を聴こうとされますが、難しいようです。それでも少しずつ感じられるようになることが多く、その変化を語ってくれた方もいます。
「遠くで何か小さな音がするんです。それが太鼓の音なのかピアノの音なのかは分かりません。でもずっと耳を傾けていると、少しずつ大きな音になってきて、やがて言葉になって聴こえてきて、そうして答えが分かります」と表現した方がいました。また、「工事現場のすぐ横で話をしているみたいに、聴こえにくいんですが、最近プレハブの小屋の中にいるぐらいには、聴こえやすくなった感じです」と喩えた方もいました。いずれにしても、少しずつ感覚は良くなり、からだのイメージができてくることが多いのです。
そうして、身体感覚の信号を適切に選択して、それを視覚的に思い浮かべる（視覚イメージ）ことができるようになってきますと、まず自分のからだの存在

第4章
生活の中でできること
～思い通りに動くからだを創るために

感がしっかりと感じ取れるようになってきます。

　しかし複雑なネットワークを創る方向に持って行くわけですから、脳にとっては大変なことであり、脳は隙あらば単純なネットワークの方のスイッチを入れてしまいます。

　ですから、注意を向けて集中していれば足裏がしっかり床に接しているのに、他に注意が向いた途端に足首が伸びて踵が浮き上がってしまったりするのです。病院の訓練室では踵を着けて歩けるのに病棟で他の方と話しながら歩くとうまくいかないというようなことも、このような事情によるのです。手でも注意を向けていると何とか肘が曲がらないのに、名前を呼ばれて振り向いた途端に肘が曲がってしまうというようなことが起きます。しかし、何回も繰り返して身体像を上書きしていくと、その上書きが定着するようになります。つまりそういうスイッチが出来上がるのです。それが学習の完成であり、そうなればもはや注意を向けていなくても大丈夫になるのです。そこまで行くのが、リハビリテーションの練習（セラピストと行なう訓練）なのです。

　練習は集中が必要で、脳にとってはかなりハードです。ですから、からだはほとんど動かさず、力を使うこともないのですが、患者さんたちはとても（脳が）疲れると言います。でもやっていくうちに様々な気づきがあり自分自身が変わっていくことが実感されるので、積極的に取り組まれる方が多いのです。

　だいたいのからだの感じをつかんだら、もう少しからだが担っている役割をみて、実際にからだの声を聴く練習に移りましょう。

第4章
生活の中でできること
〜思い通りに動くからだを創るために

STEP2
歩くための準備をしましょう
〜動きの基礎を創るために

　まず大まかに頭と胴体、下肢について、それらの機能的な役割についてみていきます。

❶ 頭と胴体

　胴体は、腕と脚のベースになる部分です。
　左右の肩とお尻で創る長方形になっていますが、例えば右上の高い棚の物を

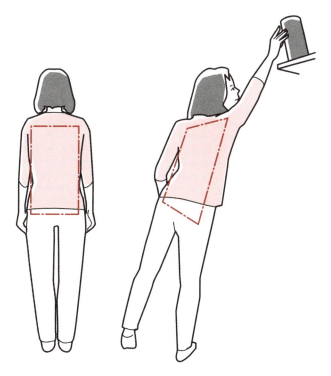

胴体は腕と脚のベースです。
胴体の柔軟な動きが、脚や腕の自由な動きを支えています。頭部も目や耳で常に情報収集しています。

第4章
生活の中でできること
~思い通りに動くからだを創るために

右手で取ろうとすれば右辺が左辺よりも長くなるなど、動きに応じてその形を変えることができます。また背中を丸くしたり反らせたりしてバランスを取ることもできます。そして肩や股関節を動かす際の支えとなります。また、上半身と下半身をつなぐ役割もあります。例えば立った状態では、足に体重がかかっているわけですが、その際に脚の真上に胴体が乗り、ちょうど足ー膝ー股関節ー肩が一直線になるように調整して安定した立位を創るなどの役割を担います。またウエスト部分でひねることによって、上半身と下半身を違う方向に向けて動かせるなどの機能も、胴体の大切な働きです。そして頭を支える役目も担っています。重たい頭部を支えながらも自由自在に動かすことができます。

　頭部は、目からの情報を収集するために動きます。注意を向けた対象物を探したり、その動きを追うなどの目の働きを実現します。そして立ったり座ったり寝返りをするなどの大きな動作時には、頭部（首の動き）が最初に動きます。また耳からの情報も収集します。例えば道で近づいてくる自転車の方向や動きを判別して、それをよけるように歩く方向を変えたり立ち止まったりします。

❷ 下肢（骨盤と股関節ー太ももー膝関節ーすね・ふくらはぎー足首ー足部）

　脚は歩くという役割を担いますが、そのために各部位がどんな働きをしているのか、ざっとご紹介しましょう。

　歩く際に、直接床に接して体重をかける部位は足部です。そして足をちょうど良い位置に運ぶのは股関節や膝関節です。

　股関節は足が着く位置を決めます。前後左右、そしてその距離も決めていきます。つまり歩幅を決定したり、水たまりを避けるために少し横に足を出すといったことを担っているのです。

　膝関節は重心の上下移動を行なうことで立ったり座ったりする際に大活躍します。ですが、歩いている最中にも、何回も曲がったり伸びたりして股関節と共に働きます。膝が曲がったり伸びたりすることで、私たちは股関節の動きを最小限にすることができ、それはつまりバランスを崩さないための工夫なので

第4章
生活の中でできること
～思い通りに動くからだを創るために

す。なぜなら股関節の上に上体が乗っているわけですから、股関節が大きく動けば動くほどからだ全体の動きは大きくなり、バランスを崩さないために大掛かりな調整が必要になってしまうのです。また、一歩踏み出して足を着いた際の地面からの衝撃を緩めることにも役立っています。

足首は床の傾きを探る担当です。目で見ると水平に見える床や道路も、実際には凹凸や微妙な傾斜があることはご存じと思いますが、それらの状況、つまり足の向こう側の世界を的確につかみ、脳に報告しているのです。

このように、足という床に接する実働部隊を最も都合の良い位置に運ぶ役割を持つこれらの関節では、関節覚や運動覚が優れています。例えば知らずに何かを踏んだ時などは、突然傾きができてしまいます。土踏まずの部分で踏めば足の内側が高く外側が低くなります。それは予想外のことのはずですが、脳は足首からの情報で、直ちにそれに対応して設計図を変更しますから、難なく歩き続けることができるのです。

以上のように、股関節や膝の関節、足首の角度を調整して、足裏を床（道路）に着けることになるのですが、足裏は、この面の状態を探る役割を果たします。床にしろ道路にしろ、その性状はまちまちです。フローリングの床のようにツルツルしている所もあれば、道路やじゅうたんのようにザラザラと摩擦が大きいとか沈み込むというような所もあるでしょう。それが複雑に混在し、例えば足を置いた時に踵は滑りやすく（例えば少し濡れているなど）つま先はそうではないなどということもあります。凹凸があるなどの形状や硬さの違い（例えば砂地とコンクリート、ふかふかのじゅうたんなど）などと併せ、足裏は面に接触して、その状況を脳に伝えるのです。ですから足部は触覚や圧覚や温度覚が優れているのです。しかもこれらの探索は、通常靴の向こう側の事情です。既に道具のところでお話したように、それは裸足の時よりも、もっと高度な処理が必要となるのです。

このように複雑な仕組みの上に、さらに上体が乗っかってこなければなりません。ですから全身の動きを考える必要があるのです。

第4章
生活の中でできること
～思い通りに動くからだを創るために

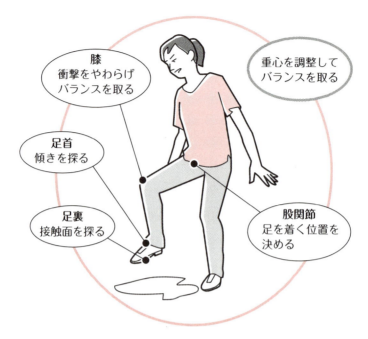

足が動いていますが、全身の働きあってのことです。
目で見た情報（水たまり）が瞬時に次の足取りを生み、その一歩がまた瞬時に次の動きにつながります。

では、頭、胴体、下肢の関係性を学ぶために、日常でもできることを具体的に挙げてみます。集中して感じてみてください。

まず麻痺側でない方のからだで感じ、麻痺側でも感じてみてください。そして目で見たらどんなふうになっているのかを思い浮かべてみてください。

 仰向けに寝た状態で、できること

リラックスして仰向けに寝てください。無理に肘を伸ばそうとしたりする必要はありません。できる範囲で感じてみます。

● シーツがからだに触れている感じはするでしょうか？

第4章
生活の中でできること
～思い通りに動くからだを創るために

　背中やお尻、手足など、**まずは麻痺側でない方で感じてみて、そのあと麻痺側でも感じられるかどうか注意を向けてみましょう**。全体にぼんやりとしていても、例えば"ここ肘のあたりかな"など具体的に感じられたならそこから上下に注意を広げてみます。

● **シーツの質感は感じるでしょうか？**
　麻とか綿とかあるいは毛などによって触感が変わるはずですね。

● **そしてそれは麻痺のない方とほぼ同じような感じでしょうか？**
　もしも正確に感じられなくても構いません。**麻痺側でない方で感じる質感と、どのように違うのか比較してみましょう**。感度が低い曖昧な感じなのか、全く違うもののように感じるのか、など。

● **何かの上に寝ているということは実感できるでしょうか？**
　からだ全体がベッドに乗っている感じはイメージできるでしょうか？
　ベッドという面に支えられている感じはどうでしょう？

● **背中は背骨を中心に左右に同じように広がっていますか？**
　背中の広さは感じられますか？
　麻痺側の方が小さい感じ、など差があるでしょうか？

● **お尻は二つありますか？　その両方に重みがかかっていますか？**
　お尻の丸みが感じ取れないことは、結構多くあるのです。二つのお尻の大きさなども感じてみましょう。

● **背中とお尻に広がるからだの面はほぼ長方形に感じるでしょうか？**
　安定感や安心感はあるでしょうか？
　左右のどちらかが落ちていきそうな感じなどはないでしょうか？

● **からだはまっすぐに寝られていますか？**
　患者さんによく見られる寝方の一つが、鼻の頭とおへそをつなぐ線の真下に、麻痺のない方の足があるような寝方です。左右対称になっていれば、そ

第4章
生活の中でできること
〜思い通りに動くからだを創るために

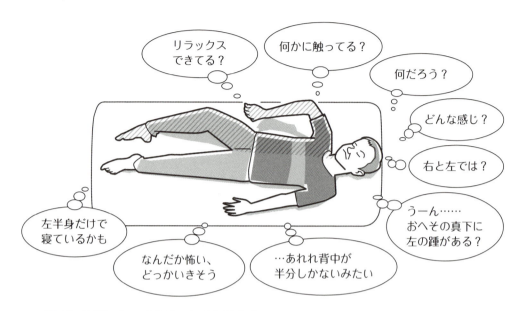

寝ている時にも、できることがあります。
自分のからだを感じ、ベッドの面にからだをあずけていることも実感しましょう。

の線の真下には左右の足の間の隙間が来るはずなのですが、からだの正中線（左右の真ん中の線）が麻痺のない方の半身にずれてしまうことも多く、このようになるのです。

鼻の頭とのどぼとけとおへそをつなぐ直線をイメージしてみましょう。その先に左右の踵の間がくるでしょうか？

以上のようなことを、気持ちを集中して感じてみましょう。

「シーツかどうかは分からないけど、何かがどこかに触れている感じがして探してみたら、それは手の平がシーツを触っていたんだと気づきました」とか「麻痺の方のからだは宙に浮いている感じで、ベッドに寝てる感じがしないことが分かりました」などと表現してくださった方もいます。

しかし初めから、そんな"新しい気づき"があるとは限りません。このようなことを感じ取るために、脳はいつも使っているネットワークとは違うネット

第4章
生活の中でできること
〜思い通りに動くからだを創るために

　ワークを創らなければなりませんから、初めは何も感じないし、左右の違いなんて分からないということも多いのです。でも続けていると、少しずつからだの声が聴こえるようになります。
　またご自分では何も感じられない状態であっても、感じようとすることで、いつもは曲がって握っている手指が少し緩んで伸びていたということを、ご家族が気づいて教えてくれることもあります。そのような動きの変化はご自分では感じ取れないことが多いので、言われると驚かれるのですが、気づいたご家族の方が感激して、生活の中で助言してくれるようになります。ベッドに入った時にさりげなく、「ほら、手を（胸から）下ろしてベッドの面を感じてみて」とか「まっすぐに寝れてる？」などと助言してもらえると、ご本人も気がついてチャレンジしやすいように思います。

 座った状態で、できること

　座った時に股関節と膝関節が直角くらいに曲がり、両足の踵が床に着く高さの椅子に座ります。この時、麻痺側の踵が持ち上がっていても構いませんが、できる範囲で踵も着けて座ってみます。この時、力を入れて床を踏み込むことは逆効果です。床を感じ取るようにしてみてください。車いすで行なう場合は、両足共フットレストから床に下ろしてください。足裏の感じは裸足の方が分かりやすいかもしれませんが靴下越しでも構いません。

● **両側の肩とお尻の四つの部位で創られる形は、長方形になっているでしょうか？**
　片方の肩が下になっていたり、お尻が着いている骨盤が水平になっておらず、どちらかに下がっていたりすれば、長方形ではなくなります。またどちらかの肩や背中やお尻が後方に倒れていたりすることもあります。

● **左右の股関節の真上に、左右の肩がありますか？**

第4章
生活の中でできること
～思い通りに動くからだを創るために

　　どちらかの肩が前や後ろ、あるいは右や左にずれていないでしょうか？
● **左右の肩の線の高さは同じですか？**
　　肩、あるいは脇の下の位置でも感じてみましょう。
● **頭は、まっすぐ垂直になっていますか？**
　　どちらかに傾げていたり、前方に突き出ていることもあります。**顎を引いて、胴体の左右の真ん中の線上に乗せるようなことはできますか？**
● **頭をゆっくりと動かしてみましょう。**
　　＊頭を動かすには首を動かすわけですが、**例えば前後左右に傾けてみたり、**

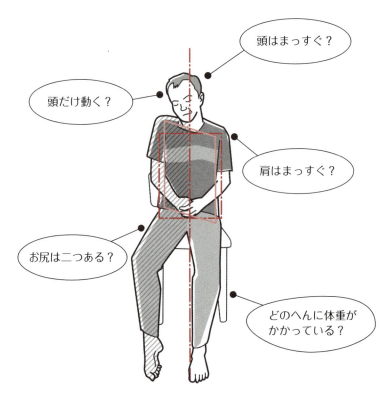

"からだの感覚"を頼りに"まっすぐ"座ってみましょう。
「まっすぐ」がまっすぐでなければ、どんな方向への動きも偏ります。からだにも負担がかかります。
立ち上がる時には重みのかかる部位が変化していきます。自分の重みを実感して座れることが、立ち上がるための準備になります。

左右に回転してみましょう。左右同じぐらいの角度に傾けられますか？
* その際に胴体ごと動いていませんか？　また、左右に回転する際に、鼻の頭が水平に動いていますか？
* 重みの感じは変化するでしょうか？

からだの正中線（左右の中心を通る線）はどのようになっているでしょうか？

● 鼻の頭―のどぼとけ―おへそを結ぶ線は垂直になっていますか？
● そしてその先に左右の足の間が来ていますか？

片麻痺患者さんですと、この線の先に麻痺側でない方の足がある場合が多く見られます。

● 二つのお尻は感じられますか？
* その二つのお尻に、体重の重みはどのようにかかっている感じでしょうか？

どちらかに偏っている感じとか、両方に同じくらい乗っている感じとか、具体的に考えてみます。そして、

* お尻のどのあたりにかかっているかも感じてみましょう。
例えば前の方とか後ろの方か、という意味です。

● 二つのお尻と足の裏の四つの部位にきちんと体重が乗っていますか？
この四つのポイントに注意を向けてみましょう。

● 骨盤は動かせますか？
普段意識していませんが、骨盤も結構動きがあり、無意識のうちに多くの動作に組み込まれています。
* 座って、次ページの図のＡ、Ｂのように骨盤を前後に倒すように動かしてみましょう。

第4章
生活の中でできること
～思い通りに動くからだを創るために

その際に腰の筋肉を緩められないと図Cのように上体まで一緒に倒れますが、緩められると図Bのように上体はすとんと下に崩れるように動いて腰だけが後ろに倒れます。

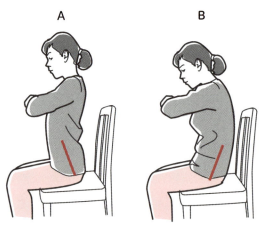

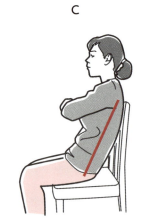

下っ腹を動かすような感じです。
胴体が柔らかく動く感じでやりましょう。

腰の筋を緩められないと、
上体まで一緒に倒れてしまいます。

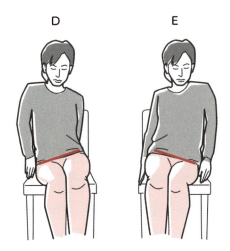

骨盤が左に傾くと左のお尻に重みが多く乗り、
右に傾くと右に多くなります。感じてみましょう。

骨盤を動かせることも全身の動きにつながる大切な運動です。
骨盤は上半身と下半身をつなぐ要です。例えば電車の座席でも揺れに合わせてバランスをとって座っていられます。

第4章
生活の中でできること
～思い通りに動くからだを創るために

* 次に図のD、Eのように左右にも動かしてみましょう。ほんの少しだけ骨盤を傾けてみます。

  上体はできるだけ動かさずに下腹部を動かすようにします。骨盤を左右に傾けるイメージです。ほんのわずかな動きでいいのです。

* 前後左右の動きを組み合わせて、骨盤で円を描くように動かしてみます。

  動きは小さなものですが、二つのお尻の中でからだの重みが移動することを感じてみましょう。

● **左右の膝頭は同じ位置にありますか？**

麻痺側の方が前に出ていたり、大きく開いていることもありますが、そんなふうになっている感じはするでしょうか？ もしもそう感じたら、修正してみましょう。

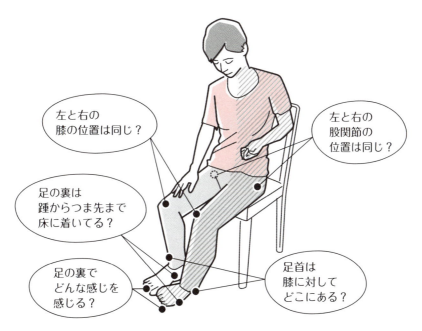

自分のからだ（脚）の関係性、床との関係性を探りましょう。
片方の脚での足や膝や股関節の位置関係、二本の脚の位置関係、足の裏と床との関係性がからだで分かることが、歩くための準備です。

第4章
生活の中でできること
〜思い通りに動くからだを創るために

- **股関節、膝、足首の位置関係はどうなっているでしょうか？**

    例えば足首が、膝よりも前にあるとか、ちょうど膝の真下にあるとか、あるいは後ろにあるなど、位置関係を感じてみましょう。

- **左右の足先はどうでしょうか？**

    麻痺側の足が前に出ていることも多いのですが、どうでしょう？ 見なくても、それが感じられることが大切です。

- **足の裏は床に着いていますか？ 着いているのはどの部分でしょう？**

    なるべく足裏全体が着いている感じをイメージします。しかし踵、前足部、足指先あるいは、足の外側など、一部しか着いている感じがしないということもあるかもしれません。着いている感じがしにくい部位にも注意を向けてみましょう。

- **また、床にタオルや雑誌を置き、足裏で様々な質感を感じてみましょう。**

    この時、注意はできるだけタオルや雑誌の方に向けてみます。ツルツルしている、厚みがある感じ、軟らかいなどの質感は感じられるでしょうか？

    先に麻痺側でない方で試してみましょう。たとえそれと同じに感じられなくても手がかりになります。

- **もし靴やスリッパをはいていたら、その中で足がどんな形になっているのか想像しましょう。**

    中でひっくり返っていませんか？ 可能な範囲でスリッパや靴の中で足裏を着けてみましょう。

- **靴やスリッパの向こう側の床を感じてみましょう。**

    フローリングのツルツルした水平面、たたみのヘリの凸凹した感じなど、硬さや形状は分かりそうですか？

- **股関節や膝、足首の関節を手で動かしてみましょう。動かされた感じは分かりますか？**

    ＊ 大きさやスピードなどを変えて、その変化も感じてみましょう。動かして

第4章
生活の中でできること
〜思い通りに動くからだを創るために

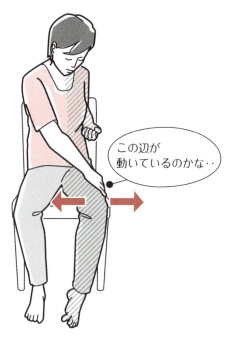

動かされた部分が、動いている感じはしますか？
動いていれば動く感じがすることが、動くための基本です。見ていなくても感じられるように、からだの声を聴きましょう。

いる手の方ではなく、動かされている脚の方を感じてみてください。
足首は脚を組んだり膝の上にのせれば麻痺側でない方の手で動かすことができますが、股関節などは難しいかもしれません。その場合は、足裏は床に着けたまま、太ももを外側や内側に動かしてみましょう。これなら手で動かせそうですね。膝も脚を組んだ状態でなら少し曲げたり伸ばしたりできるかもしれません。**大切なのは、関節が動いている感じがするかどうかです。**
目で見ていると何となく感じるけど、目をつぶってしまうと感じないという方もおられます。それでも構いません。動く感触をイメージしながら行なったりしてみましょう。続けながら、目をつぶったり開けたりして感じが変わらないことを確認することもいいかもしれません。

第4章
生活の中でできること
～思い通りに動くからだを創るために

以上のようなことを、からだの感覚で、可能な限り修正しましょう。

　ここで大切なことは、からだの感覚に頼るというところです。鏡で見たりして修正したくなると思いますが、それではからだの感覚を無視して視覚で強制的に直してしまうことになり、言ってみれば"見かけ上修正されただけで、脳は修正されていない状態"といえるでしょう。ですからからだの感覚で"できるだけ"でいいのです。もちろん、体重がかかっている感じも背中のイメージも、身体感覚が基になるわけですから、そこを丁寧に感じていかなければなりません。

　とはいえ、自分が感じたからだの状態は、果たして実際と一致しているのか、知りたくなると思いますし、できる範囲で修正してみた結果を知りたくなるのも当然です。その場合、もちろんご家族に訊く、鏡を見てみるなど、確かめても構いません。ですが、先ほどもお話した通り、見て修正することはしない方がいいのです。あくまでも確かめてみる、ということです。仮に自分のイメージと大きく違っていても、そのまま受け取ってください。「自分は左右対称だと思っていたけど、こっちの膝の方が前に出ているのか」というように、その結果を確かめたら、ご自分の感覚の世界と目で見た世界の違いはそのままにしておきましょう。その違いをはっきりさせることこそが、大切なのです。

　どうしても、見て左右対称に修正したかったら、もちろんしていただいても構いません。しかしその場合は、見かけ上対称的になったことよりも、そうなった時のからだの感覚を感じてみてください。「見た目はこれで左右対称なんだけど、自分の感覚では、これではこっちの方がうんと飛び出たように感じるな」など、ご自分のからだの声を聴いてみてください。

STEP3
手（上肢）を使う準備をしましょう
～自分の手を取り戻すために

　次に、手を使うということについて考えてみます。今までお話してきた通り、手は胴体や脚の影響を強く受け、その働きを様々に変えることができます。四つん這いになれば足と同じようにからだを移動させるために働きますし、物を持ったり操作したりする際には胴体や脚から自由になって動かします。くどいようですが、頭や胴体や脚との関係性の中で動かしていくのです。それを念頭に置いて、まずは上肢（肩－肘－手首－手の平－指）がどんな働きをしているかざっとご紹介しましょう。

　上肢の中で実際に何か作業を行ないいわば実働部隊は多くの場合、手の平であり指ですね（もちろん脇の下で本を挟むなど、手以外が実働部隊になる場合もあります）。そして、その手指を、ちょうど良い位置に運んでいくのは、肩や肘です。
　肩関節は手の位置を決めていきます。前の方に持って行くのか後ろなのか横なのか上か下か、というように空間における位置を決めます。そして肘関節はからだからの距離を決めていきます。近づけるなら肘を曲げますし、遠くにするなら伸ばしていきます。回転する動きによって手の平の向きを決め、そして手首の関節は指の方向を決定します。ですから、このような関節では、関節覚や運動覚に優れています。そうして初めて実働部隊である手は、狙ったものに触ったり操作したりできるのです。
　手は、手の平／手の甲と指で構成されています。手の平の最も大きな役割は接触です。
　指の根元の関節が曲がった時にできるしわと中指の延長線が交わったあたり

第4章
生活の中でできること
〜思い通りに動くからだを創るために

が手の中心です。そこを中心に、まるで風呂敷を広げて物を包むように、どんな複雑な形のものにでもしっかりと接触することができます。また、指を開いたり閉じたりするのも、実は手の平の働きです。手の平は物に接触し、その対象物の形や性状や温度などを探って脳に報告します。ですから手の平は、触覚や圧覚、温度覚が優れています。

　そして指が自由に動かせるのも、手の平の筋肉がしっかりと指の根元を支えて安定させているからですし、また親指と他の指が向き合ってつまんだりできるのも手の平があるからです。特に親指と小指が向き合ってつまめるには、手の平の動きが必要です。

　次に指ですが、指は5本に分かれていますが手の平の延長です。ですから、指もまた、触覚、圧覚、温度覚などが優れています。そして指自体の役割は、

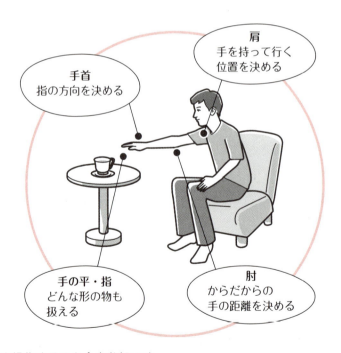

手で物を操作するのも全身参加です。
それぞれの役割が調和して、全体として腕も手も、必要に応じて柔らかく力強く、小さく大きく、遠く近く、速く遅く、繊細に動きます。

第4章
生活の中でできること
～思い通りに動くからだを創るために

物を持ったり操作することです。指1本に3つの関節があり、5本で計15もの関節があります（親指は見た目は2つのように見えますが、手首に近いところにある関節も数えます）。手の平の動きと合わせ、どんな形の物も持つことができます。ですから関節覚や運動覚もとても優れています。

手の平と指が自在に動き、目で見なくても物を確かめたり操作できたりするのは、このような能力によるものです。

手を使う際にとても大切な要素の一つが、手が360°どんな角度の空間にも向くことです。これは足には要求されない働きですが手では必須です。ただし、このような手の向きを創る働きは、もちろん上肢すべての関節が総動員されて行なわれます。ですから一つ一つの関節の動きを訓練するといった要素的な練習だけでは、手はうまく使えるようにならないのです。これは下肢でも同じです。そして、リハビリテーションでは、このようなからだの役割を考慮しながら訓練を創っていきます。

このようにヒトの手は運動能力的に高度化されているのですが、それだけでなく、すべての生物の中で最も高い機能を持っていることは、様々な研究から分かっています。構造的に似ているチンパンジーの手と比べても、ヒトの手は格段に高い機能を持っています。

利き手と非利き手という両側が、常に連携を保ちながら働きます。大抵は、非利き手で固定して利き手で操作することが多いと思いますが、その時両手は、お互いの動きに合わせて動いています。例えば右利きの方が左手で瓶を固定して右手でその蓋を開けようとする際のことを考えてみます。この時、左手と右手は精確に真逆の方向に力を入れています。しかも同じだけの力の入れ具合に調整しなければなりません。利き手で行なうことと非利き手で行なうことも、経験の積み重ねの中で自然に分かれてきます。このような利き手と非利き手の関係性は、脳の状態と大きく関係していることが分かっています。

さらに、手を使う時には特に言葉の中枢も同時に活性化されているという脳

第4章
生活の中でできること
〜思い通りに動くからだを創るために

科学の研究があり、そのことからも推測できるように、手は他の部位にはない特別な役割があるといえます。

　手は言葉を表わし感情を伝えます。これは手の役割の特徴の一つといえるでしょう。手振り身振りという言葉がある通り、手は口と共に、自分を語り他人との関係を創る際に活躍します。第1章で、同じ握手でも尊敬する人とそうでない人とでは、その動きそのものが変わるという例を挙げましたが、手はそうやって豊かに自分の内面を語るのです。もちろん他のからだの部位も多くの表現をします（歩き方や足の動きで、その時の気持ちが伝わる人もいます）。が、手をつないだり抱きしめたりして愛情を伝えるなどの行為は手に特有のものといえるでしょう。子供が親におでこを触ってもらい、「痛いの痛いの飛んでいけ！」などと唱えてもらうと機嫌が良くなるのも、親のそういった行為から愛情を受け取るからなのでしょう。また「こぶしを握る」といえば怒りや悔しい想いがあり我慢する時に創られる行為なのだと思います。そして私たちは、他人のそういうしぐさを見て、その人の気持ちを察することもできるのです。

　そしてもう一つの特徴は、これも第1章で触れた通り、道具を使うということです。手は触った物を感じられて動かせるということだけでは不十分なのです。物理的に脳とつながっていない道具の先で触った物の質感などが正確に知覚できなければなりません。全く、手は奥深いです。

　私は作業療法士ですから、多くの患者さんから、「手を治して欲しい」と求められます。その中には、医療従事者が用いる麻痺のグレードに当てはめるとかなり高い、つまり麻痺の軽い方もおられます。しかし手指が動くということだけでは、手が使えるということにはならないのです。

　ですから、リハビリテーションでは手を単なる運動を担う器官ではなく、このような感情も含めた高度な役割を担う器官として扱っていきます。

　こんなにも高い複雑な働きを担うのですから、手の回復はどうしても難しくなります。単に大まかに動くというだけでは、「手が使えるようになった」と感

第4章
生活の中でできること
〜思い通りに動くからだを創るために

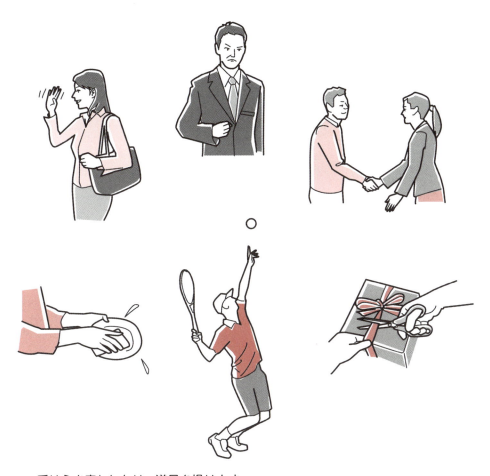

手は心を表わしたり、道具を操ります。
「手が使える」ということには、手で自分の気持ちを表わし、道具を使えるということが含まれています。

じにくいのです。言葉と共に身振り手振りができるようになり、同じ大きさ同じ重さでも米袋を持った時と自分の子供を抱いた時に感じる決定的な違いが実感できなければなりません。そして道具を自在に使いこなせて初めて、手が使えるようになったと実感できるのではないでしょうか。手は高い完成度が要求されるのです。

　そして脚の機能に比べて手の機能の回復が難しい理由はもう一つあります。
　それは、身体の動きにも階層性があるということです。つまり、ピラミッド

第4章
生活の中でできること
〜思い通りに動くからだを創るために

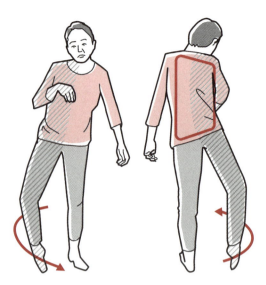

脳にとって都合の良いのは、ひとかたまりの動きです。
手だけ、脚だけではなく、からだ全体の関係性が本当に大切です。感じること、感じるために動くという練習は、その関係性の改善を目指します。

のように、基礎の部分が正しく回復しないと次に積み重ならないのです。そして手の機能はピラミッドの頂上にあたると考えてください。基礎の部分は胴体であり下肢の機能です。歩く時に、股関節を動かすのではなく骨盤全体を引き上げるような動きを利用してしまえば、その筋肉は上肢の一部である肩甲骨や二の腕の骨に付いている筋でもありますから、当然歩くために上肢全体が都合よく使われてしまいます。つまり手が脚の機能の一部になってしまうのです。自分自身にとっては不都合でも、傷ついた脳には都合は良いわけです。

　また、逆に肩全体を上に引き上げる動きを使って下肢を前に振り出そうとしてしまうことも、しばしば見られます。この肩をすくめる動きは僧帽筋という筋肉が主に担うのですが、この筋は首と骨盤をつないでおり、これが強く収縮すると、肩は上がり骨盤も引き上げられ、背中や腰は張ってしまいます。つまり胴体を固めることになりますし、肩関節も股関節もうまく動かせなくなります。

第4章
生活の中でできること
〜思い通りに動くからだを創るために

このようにからだ全体の関係性が本当に大切なのです。

それでは具体的にやってみましょう。
座った状態で、テーブルの上や膝の上に手を置きます。

 手のイメージを創りましょう

● **手指を見てみてください。**
もしも麻痺側ではうまく手が開かない状態なら、麻痺側でない方の手で行ないましょう。

手の平にはしわがありますね。手相では運命線などと名前があり、それぞれ意味があるとされているようですが、身体運動の観点からみると、しわはすべて関節運動を行なうための皮膚のゆとりを創るためのもの、いわば皮膚のダーツつまり折り込み部分です。図を見てみましょう。

点線は親指の大きな動きのためのしわです。破線は指の付け根の関節の曲げ

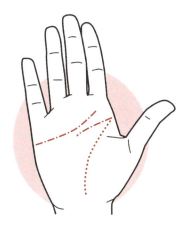

しなやかな動きを可能にする仕組みがあります。
しわが広がったり、しわに沿って皮膚がたたまれることで、関節の動きを大きくします。

第4章
生活の中でできること
～思い通りに動くからだを創るために

伸ばしのためのものです（ついでに言いますと、手首や肘、膝や足首、そして口の周りのしわも、すべて動くためにできているものなのです。麻痺のためにある一定の形になっていることが続くと、このしわの形態も変化してしまいます）。

● **これらのしわに沿って動かしてみましょう。どんな形になりますか？**
　これも麻痺側では難しいようであれば、麻痺側でない方の手で確認しましょう。

● **そして麻痺側でない方の手で、麻痺側の手を触ってみましょう。**
　触られた感じはするでしょうか？

● **指の側面や指と指の間も触ってみましょう。**
　どの指のどこでもぐるっと全て感じますか？

● **実際に動かさなくても、手の動きを想像してみましょう。**
　指が曲がっていても、指が伸びて手の平が大きく広がる形を思い浮かべてみます。何かのつかみ取りなどをする時に、手の平を思い切り大きく広げますね？　実際に麻痺側でない方の手でやって実感してみましょう。そんな感じです。そしてその時の、おもいっきり開く感覚も想像してみましょう。

● **コップやお皿、ペンや器、ペットボトルに人形など様々なものを持つと仮定してみます。それを持つ際に、手の形はどんな形になるのでしょうか？**
　もちろん皆さんの持ちたいように持ってみるのですよ。例えば、「コップに半分くらい水が入っていてそれを飲むために持つ」とか「ペンで何かメモする」など、こんな感じ、という場面を想定してみます。
　手の平の形、向き、指の形など想像できましたか？　もちろん、持った時の重みや感触も想像できればしてみましょう。
　そしたら麻痺のない方の手で持ってみましょう。さあ、想像した通りでしたか？
　このようなイメージを創っていく練習は、案外むずかしいものです。麻痺の

手を"自由に動く手"としてイメージすること自体が難しいのです。しかし、イメージは、運動の設計図とほぼ同じ脳の領域が使われることが様々な研究で分かっており、イメージできない動きは実現できないのではないかとされていますから、麻痺の回復のためには、正確にイメージできるようにな

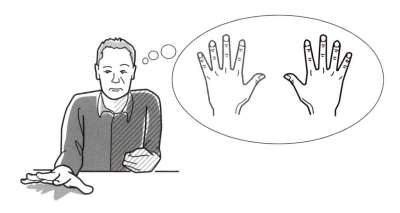

麻痺側でない方の手をお手本にします。
麻痺側でない方の手をよく見てよく感じて、その形と感覚を麻痺のある方の手でも思い浮かべてみます。

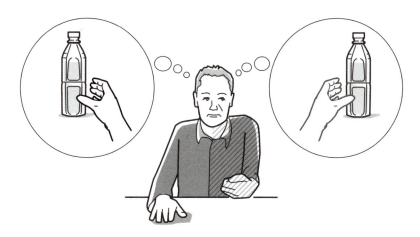

手がどんな形に動くのか想像してみます。
手の形や動く時の感じをイメージすることは、持ち方が分かるようになることであり、実際に何かを持つ準備です。

ることが必要です。

初めは全くできなくてもいいのです。第1章でお話した通り、身体像が変質して"動かない身体"のイメージが出来上がっているのかもしれませんから、初めはできなくて当然です。まずは麻痺のない方の手で行ないながら、「じゃ、こっち（麻痺側）の手だったらどうなるかな」と、手の形を考えてみるだけでもいいのです。手は左右対称に付いていますから、麻痺側でない方の手で持った形と左右逆になるはずですが、その点はどうでしょうか？　例えば、右手でコップを持った時に手の平が左側に向いていたら、それを左手ですれば右側に向くというようなことです。これも片麻痺の方では難しい点の一つです。

　手の写真やご家族に様々な手の動きをしてもらって、それを観ることもとても良い練習になります。例えば、じゃんけんのグーチョキパーを手の甲側から写真に撮り、それを見ながら「手の平側から見た形」を想像することもいいと思います。

　このようなことは専門的には心的回転と言い、様々な場面で使われている能力です。例えば座った状態で太ももの上に手を置くと、手の甲が上を向くと思いますが、その手でテーブルの上のカップを持つ、というような場面で、運動感覚の予測と共に視覚的な予測として無意識に行なっています。また、道を歩いていて、10メートル先を左折するといった時にも、その際に自分のからだがどんな向きになって視界がどこに向かうのか、というようなことが予測でき、また文字を見る際に斜めや横向きになっていても読めることも、この能力によるものです。つまり、実際に見ている方向ではない別の方向から見た場合も想像できるのですが、それは私たち自身がからだの向きを変えた時にどうなるのかということを学習してきた結果なのです。

手の存在感を感じましょう

　手や腕そのものの存在感が感じ取れていることを確認しましょう。
　手は足と違い、胴体の前後左右上下すべてに動き、そこで様々なことを行ないます。ですから目の前にある手の存在感が感じられるだけでは不十分です。
　まずは目の前の手を感じてみましょう。

- **目の前にある手の存在感を感じられますか？**
- **その手をお尻の方に持って行ってみましょう。**

　患者さんからは「あれ、分からなくなっちゃった」という声をしばしば聞きます。
　先に上肢の役割で述べたように、手の位置は肩や肘の関節からの情報で判別するのですが、そもそもからだのイメージが変質して背中や腰などの見えない部位やそれらの空間がイメージしにくくなっていると、このようなことが起きるのです。同様に、目の前では触ったものを感じることができるのに、同じものをお尻の方で触ると、全く感じないなどということもあるのです。ですから、

- **麻痺側の手を色々なところに持って行って確認しましょう。**

  * 頭の上、お尻のところ、対側の肩（右手なら左肩、左手なら右肩）、膝の裏など、身体の様々な部位に持って行きます。この時、からだに触らないようにします。
  * さらに胴体からずっと離れたところにも持って行ってみましょう。
    例えばテーブルを利用してできるだけ胴体から遠くにおいてみます。遠く、近く、左右、上下、前後などを組み合わせて、空間、距離にたくさんのバリエーションを加えてみましょう。
  * どこにあっても、手は手として感じ取れますか？

第4章
生活の中でできること
~思い通りに動くからだを創るために

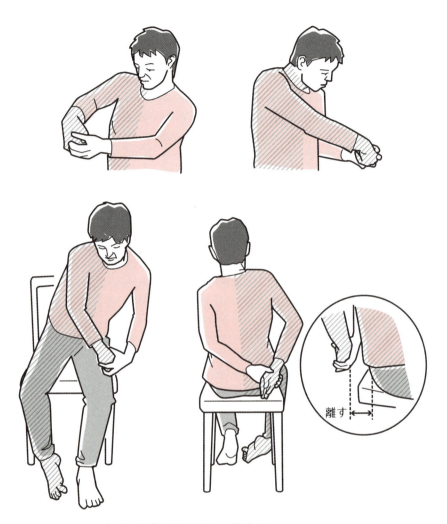

どこの空間でも手の存在感は同じようにあります。
どこにあっても自分の手が感じられ、自分のからだや外の物との位置関係でどこにあるのかが分かるようになれば、自分の手の感じがはっきりしてきます。

● **次に、胴体や脚などの身体部位に触れてみます。**

＊ 頭頂部、お尻、肩、わき腹、膝の裏など、からだじゅうを触ってみましょう。

　どうでしょうか？　このような場合は、自分で自分のからだを触り触られるので、感覚は二重に感じます。専門的にはダブルタッチと言い、これは

第4章
生活の中でできること
〜思い通りに動くからだを創るために

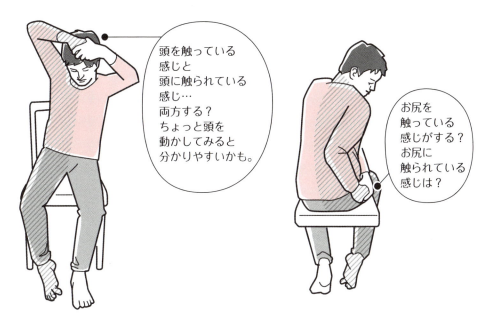

からだじゅうを触ってみましょう。
からだ側で感じる"触られている感じ"と共に、麻痺側の手は"触っている感じ"がするでしょうか。

　赤ちゃんが自分のからだを触りながら、外の世界と自分の区別をし、自分の身体像を創り上げていく際に不可欠な過程であり、とても大切な知覚になります。麻痺側の手で触るので、どうしても触っている手の側からの情報はつかみにくく、触られている胴体や麻痺側でない方の脚などが感じている感触が強くなってしまうかもしれませんが、丁寧に探ってみてください。

 何かを触って、それを感じてみましょう

　次に、からだではないものに触ってみましょう。その対象物を感じてみます。それがどのようなものなのかを探索するのです。
　何かを触ると、触覚や圧覚や温度覚、そして筋感覚などのセンサーが作動し

第4章
生活の中でできること
〜思い通りに動くからだを創るために

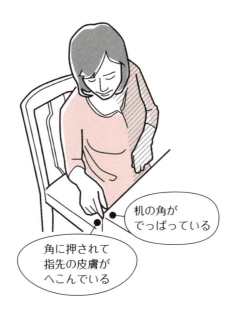

何かを触ると2種類の情報が得られます。
自分のからだに意識を向けるのと、外の物の方へ意識を向けるのとでは、分かること（情報の性質）が違います。脳の働き方も変わります。

　て、それぞれの報告が脳に届きます。この時、自分の身体に生じた変化をそのまま報告する感覚だけでなく、そのような身体の変化を手がかりとして利用して、身体の向こう側の対象物の状態を判別する感覚を求めてみます。
　例えば麻痺側でない方の手でテーブルの縁やペンの先などの出っ張っているところを触ってみてください。当然でっぱりを感じますよね。しかし触っている手指の部分はへこんでいるはずですね。テーブルやペンに押されているわけですからその圧も感じるはずです。しかし自覚的には、自分の手指に生じたへこみや押された感じではなく、向こう側のもの、つまりテーブルやペンのでっぱりの方を感じるのです。ただし、意識のフォーカスを変えて指の方に注意を向ければ押されている感じなども感じ取れると思います。
　このように、何かを触った時に、いわば自分の手に属する質感（自分の手が対象物によってどうなったか？）と、向こう側のものに属する質感（自分はどのような物に触っているのか？）という2種類の情報が出来上がるのです。通常は、自分の方

第4章
生活の中でできること
〜思い通りに動くからだを創るために

に属する情報は意識に上らず向こう側の物の方を感じます。

● **では、麻痺側でない方の手で何か触ってみましょう。**

例えばテーブルでも構いません。あるいはタオルやクッションのようなものでもいいですね。テーブルであれば、硬い、ひんやりと冷たい、平らですべすべしている、などの感じがするでしょう。クッションであれば、柔らかい、暖かい、手の力によって形が変わる、そしてシルクならツルツルだし麻ならザラザラしているという感触もするでしょう。そして目をつぶっても、その感触は同じだと思います。その感じを覚えておいてください。

● **次に、同じものを麻痺のある方の手で触ってみましょう。**

触った感じはいかがでしょうか？ 何かプレッシャーのようなものを感じるでしょうか？ あるいは何か抵抗感のような感じとか突っ張るような感じな

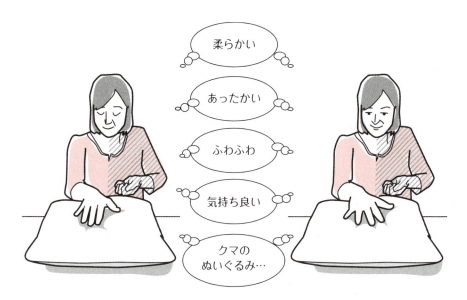

見ても見なくても、同じ物は同じに感じます。
麻痺側でない方では、目をつぶっても同じ感じがします。麻痺側でも同じはずですね。

どであれば、それはご自分に属する情報ということになります。

おそらく、こちらの方が感じやすいと思うので、まずはそこからで構いません。しかしあまり強く押さないようにしましょう。あくまでも目標は、向こう側の情報を得ることです。

● **先ほど麻痺側でない方の手で感じた硬さや温感や形や質感はどうでしょう？**

目で見ていると何となく感じるけど目を閉じると全然感じないという方もおられるのではないでしょうか。目で見ていると、つまり視覚からも脳に報告が届いている時には、脳では視覚の報告から、こんな感触がするはず、という予測を創ることがある程度はできますから、何となく感じるのかもしれません。しかし目を閉じるとその予測が無くなってしまい、手からの報告に頼ることになるのですが、麻痺のためにそれがうまくいかないのでしょう。

しかし、色々な質感のものを触っていくうちに、それがどんな感じなのかが分からなくても、これとそれは「何か違う感じがする」と識別ができるようになることが多いのです。そのように、**違うものを触ったら違う感じがする、ということが、まず大きな一歩になります。**

● **指が曲がってしまって触れない場合には、触れるところで触ってみましょう。**

指が曲がったままでもいいのです。手の甲でも構いませんし、前腕や肘の部分でもいいのです。逆に言えば、そこで触っても同じものは同じ感じがするというのが、当たり前のからだの状態なのです。例えばベッドに寝た時に、手と足で、同じシーツの触感が異なるということはありませんよね。からだとはそういう仕組みになっているのです。ですので、無理に手指を開いて触ろうとしないで、触れる部位から始めてみましょう。そして可能なら、少しずつ他の部位を使ってみます。

第4章
生活の中でできること
～思い通りに動くからだを創るために

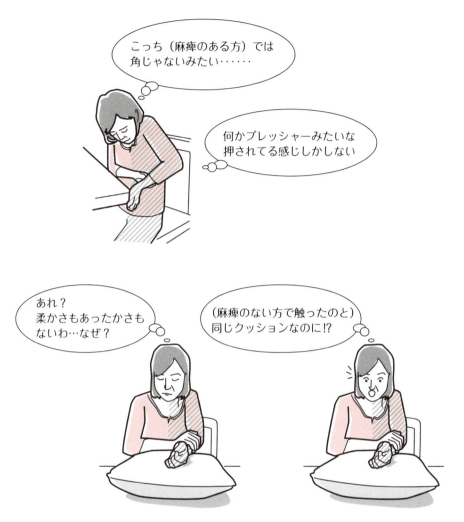

感じるはずの感覚を感じられない、ということは？
同じ物のはずなのに「違う」と感じるとすれば、脳がからだからの感覚をきちんと解釈できていないということになります。

　セラピストとの訓練の中では、セラピストが患者さんと話をしながら細かく状態を把握し、順を追って展開していきますので、気がついたら指が緩んで手の平で触れていたというようなことも、よく観られます。

第4章
生活の中でできること
～思い通りに動くからだを創るために

 関節を動かして、動きを感じてみましょう

● 麻痺側の手首や指を、麻痺側でない方の手で曲げたり伸ばしたりしてみます。
　＊ 動かされている感じはするでしょうか？
　＊ 指を伸ばした時に、他の指が強く曲がったり手首が曲がったりしていませんか？
　＊ 手首を伸ばすと指が曲がってきませんか？
　＊ それらの"曲がってきた感じ""曲がり方が強まった感じ"は感じますか？
　　手指は曲がる方向に力が入っていることが多いと思います。動かした時に、上記のように、**むしろ曲がる力が強くなってしまう場合には、この練習はまだしないで、❸までの練習を実施してください。**

　練習を通して手のイメージと存在感ができて、物の性状を探るように触れるようになれば、あとは物を持って操作するという段階です。
　しかし、それはあまりにも無限大にバリエーションがありすぎ、この本で一つ一つ語ることはできません。このことは下肢や胴体の動きでも同様ですが、手の動きについては特にそうだと思います。それは脚の役割がからだの移動ということがほとんどであるのに対し、手は対象物が多すぎるからです。では、麻痺した手は限られた物しか持てるようにならないのかといえばそうではありません。
　赤ちゃんは、最初はニギニギみたいな赤ちゃんの手に合うようなものしか持てませんが、自然にどんな形のものでも持てるようになっていきます。それは親が、異なる形のものをすべて握らせたからでしょうか？　もちろん違いますね。赤ちゃんは、人や物と接しながら多くの遊びの中で**運動学習**をして"**自分のからだと物との関係性を創る力**"を伸ばしたからです。だから生まれて初めて

第4章
生活の中でできること
〜思い通りに動くからだを創るために

持った物でもきちんと持つことができるようになるのです。もちろん赤ちゃんの場合と、脳に損傷を負った患者さんでは事情が異なりますが、基本は同じです。"手と物との関係性を創る力"、それは、手の存在感や手の向こう側のものを探るという感覚と、探るために動かすという運動能力によって学習されてくるものだからです。

　上記の練習の段階がある程度達成されてきますと、無意識に、あるいは意識的に手指が動くようになることも多く見られます。訓練室に来られるなり、「見てください。ほら」と指を動かして見せてくれる方もいます。
　「顔を洗おうとしてね、いつも蛇口はこっち（麻痺のない方の手）でひねるんだけど、何となく今日はこっち（麻痺の手）でできそうな気がして、やってみたんです。そしたらできました」と嬉しそうに報告してくれた方もいます。
　この"できそうな感じ"というのが大切です。身体像の中に"動かせる手"が書き込まれ、脳のネットワークの中で手の動きを使う設計図ができるようになってくると、この"何となくできそう"という感じが感じられてくるのではないかと思います。
　もちろん、この段階でもまだ"脳にとって都合の良い動き"に変わっていく危険性はあります。可能であれば、専門のセラピストの手伝いを求めてください。そのような環境にない場合には、ここまでの提案を、丁寧に継続していただければと思います。

自分の文化としてのからだの動き

　手が持つ役割は、その人個人の文化でもあります。

　「トイレットペーパーの端を、三角に折れたんですよ。両手でね。これは自分がずっとしてきたことなんです。どうでもいい、言ってみればできなくてもいいことなんでしょうけど、でも自分にとっては、自分の文化なんです。これがどれほどのことか、先生なら分かってくれるでしょう？」と言われた方がいました。全くその通りだと思いました。

　私たちは、生まれてからの自分の歴史の中で、無数の文化を創り上げ、それが生活そのものを創っているといっても過言ではありません。病気によって、それらの脈々と続いてきた文化が断ち切られ、場合によっては新しいものに変化するのです。今まで右手で食べていたご飯を左手で食べるというようなことがすべて悪いことではありません。しかし、その変化が、ご自分にとって、納得できる、気持ちいいと実感できるかどうかが大切です。

　リハビリテーションという言葉が、日本に入ってきた頃、強調されたことは、できなくなったことではなくできることを明確にしていくということでした。「歩くことはできない」ではなく「車いすで、どこへでも行ける」という捉え方です。このことはとても大切な捉え方だと思います。でも片麻痺患者さん

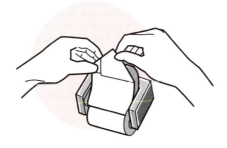

「私」の文化

第4章
生活の中でできること
～思い通りに動くからだを創るために

　の中には「左手で食べられる」ではなく「右手で食べられない」と訴える方がおられます。可能であれば、右手で食べるというご自分の文化を取り戻したいのだと思います。

　身振りや手振りなどのボディランゲージも、個人個人で違う、その人なりの文化に基づく動きが見られます。言葉遣いと同じように、それもその人の言葉なのでしょう。

　こんなふうに、人にはたくさんの自分の文化があります。それを可能な限り、取り戻すこと、それが自分自身の経験を断ち切らないことにつながっていくと考えます。

　からだは、そんな文化を育むものであり、私たち一人一人にとって代替えのきかないものなのです。私たちが目指すリハビリテーションの目標は、単に何かができるということだけではないのです。

　最後に、ある患者さんの経験をお伝えして、この本を終わろうと思います。
　その方は、右片麻痺であり右手がほとんど動きませんでした。手のイメージも曖昧で、目をつぶると「消えてしまいました」と、左手で右手を探す動作が見られていました。この本に書いたような考え方で組み立てた訓練を毎日行ない、徐々に右手のイメージが創られ、動くようになって麻痺が改善していきました。完全に利き手として上手に使えるという段階までは至りませんでしたが、水道の蛇口をひねったり顔を両手で洗えるなどの動作が可能になり、お話する際にも身振り手振りに右手が参加するようになっていました。退院が近くなった頃、こんなことを伝えてくださったのです。

　　私は、彼（数年前に亡くなったご主人のこと）が亡くなってしばらくして、足が悪くなったわけでもないのに杖を買いました。
　　なぜかとても大きいものを選んでしまい、みんなから「大きすぎないか」と言われてきました。重たいのに持ち歩くことも不思議がられてきました。

第4章
生活の中でできること
〜思い通りに動くからだを創るために

　自分でも、なぜ杖を持つ気になったのか分かりません。

　でも今、こうして片麻痺になって、先生と「手」について話し合っていて、突然気がついたんです。

　あの杖は、亡くなった彼の手だったと。ちょうど彼の手と同じ大きさのものなんです。大きな手の人でした。

　歩く時、車の乗り降り、いつもどんな時にも私の手を取ってくれました。

　いつも自分の手は彼の手に包まれていたんです。それが自分の手だったのだと気がつきました。

　今、自分の手を取り戻しました。

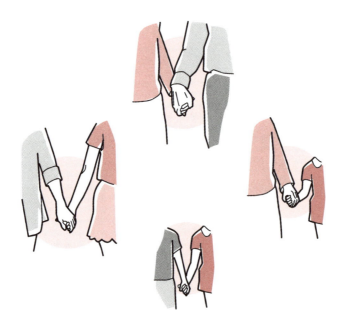

おわりに

　ずっと昔、まだ駆け出しの作業療法士だった頃に担当させてもらった患者さんが、この本の中でも活躍しています。彼女は赤ちゃんのいるお母さんでした。「子供を抱けるようになりたい」というのが彼女の目標でした。訓練は進み、大きさも重量もお子さんと同じぐらいの袋を持てるようになり、外泊されました。しかし外泊後、「子供が抱けなかった」とがっかりされて来ました。袋を持てたのに、なぜ子供が抱けなかったのか、その時の私には分かりませんでした。その理由が分かったのは、ずっと後になって、認知神経リハビリテーションという治療理論を勉強した時でした。子供のからだを感じて自分自身も満たされること、愛おしさを感じられること、そして子供に愛情を伝えられること、それらのことが自分のからだを通してできて初めて、「子供を抱けた」と言えるのだと分かったのです。

　動きではなく行為を生むことができることが、からだなのです。そしてそれが自分の文化を創り続けることにつながるのだと思います。この本で紹介した内容は、自分自身のからだを取り戻すことを目指しており、運動障害の改善は、その一面であると捉えています。

　ところで、脳卒中では片麻痺という身体状態だけでなく、高次脳機能障害と呼ばれる状態が出現することもあります。失語症や失行症などは右片麻痺と一緒に見られることが多く、左半側空間無視などは左片麻痺と共に見られることが多いのですが、この本では、それらの症状については触れていません。これらの症状には、少し違う練習をする必要もあります。

　しかし、根底にあるのは、お話したような、からだと脳の関係性の変質であるので、この本の内容をベースに行なっていただいて問題ありません。

　最後に、片麻痺が単なる運動障害ではなく、人間の尊厳にかかわる大きな問題であることを教えてくれたサントルソ認知神経リハビリテーションセンターのカル

ロ・ペルフェッティ教授に感謝いたします。日々のディスカッションを通して臨床展開を共にし、本書を書くにあたり多くのアドバイスをくれた八木病院理学療法士の岩崎正子氏にお礼申し上げます。編集担当者には、一般の人に読みやすい表現について助言をいただきました。

　そしていつも一緒に、からだに向き合い、多くのことを教えてくれる患者さんに心よりのお礼を申し上げます。

　皆さんがご自分のからだと向き合い、新たな学習の結果、新しい世界の扉が開くことを、心より願って。

中里瑠美子

中里 瑠美子（なかざと・るみこ）
1984年、東京都立府中リハビリテーション専門学校卒業。
昭和大学藤が丘病院、同リハビリテーション病院勤務の後、東京都入職し、
都立病院で勤務。
2010年より慈光会八木病院、2016年より純正会名古屋西病院勤務。
日本作業療法士協会会員、認定作業療法士。
日本認知神経リハビリテーション学会理事、認知運動療法士。
著書：「わたしのからだをさがして──リハビリテーションでみつけたこと」（共著）、
　　　「片麻痺の作業療法──QOLの新しい次元へ」

片麻痺の人のためのリハビリガイド
感じることで動きが生まれる

2017年2月15日　初版第1刷発行
ISBN978-4-7639-2141-3　　定価はカバーに表示

著　者	中里瑠美子©
発行者	中村三夫
イラスト	山川宗夫（ワイエムデザイン）
装　幀	岡　孝治／写真　SvetlanaFedoseyeva/Shutterstock
印　刷	永和印刷株式会社
製　本	永瀬製本所
ＤＴＰ	Kyodo-isho DTP Station
発行所	株式会社 協同医書出版社 〒113-0033　東京都文京区本郷3-21-10 電話 03-3818-2361　ファックス 03-3818-2368 郵便振替 00160-1-148631 http://www.kyodo-isho.co.jp/　E-mail：kyodo-ed@fd5.so-net.ne.jp

JCOPY〈(社)出版者著作権管理機構　委託出版物〉
本書の無断複写は著作権法上での例外を除き禁じられています．複写される場合は，そのつど事前に，
(社)出版者著作権管理機構（電話 03-3513-6969, FAX 03-3513-6979, e-mail: info@jcopy.or.jp）の許諾
を得てください．

本書を無断で複製する行為（コピー，スキャン，デジタルデータ化など）は，「私的使用のための複製」など著作権法上
の限られた例外を除き禁じられています．大学，病院，企業などにおいて，業務上使用する目的（診療，研究活
動を含む）で上記の行為を行うことは，その使用範囲が内部的であっても，私的使用には該当せず，違法です．
また私的使用に該当する場合であっても，代行業者等の第三者に依頼して上記の行為を行うことは違法となります．